Tina Rosenkranz

7 Minuten Kräuterkraft

Atempausen für jeden Tag

nymphenburger

Inhalt

TAG 4 – DONNERSTAG

TAG 5 – FREITAG

TAG 6 – SAMSTAG

TAG 7 – SONNTAG

Einleitung

In der Natur, unserem ursprünglichen Lebensraum, können wir Kraft und Erholung finden. Schon ein kurzer Aufenthalt im wilden Grün unterstützt uns ganzheitlich. Die Natur ist unser Kraftspender auf seelischer und körperlicher Ebene. Sie ermöglicht uns, in kürzester Zeit zu entspannen, durchzuatmen und alltägliche Gedanken fallen zu lassen.

Wir fühlen uns zu der Natur hingezogen, schließlich haben wir den größten Teil der Menschheitsgeschichte im Einklang mit ihr gelebt. Wir können uns von ihr nicht einfach abwenden. Viele Menschen haben gerade jetzt wieder ein starkes Bedürfnis, in Verbindung mit ihr zu treten. Gerade auch das Wissen über die Verwendung von Kräutern als ganzheitliches Stärkungsmittel für Körper, Geist und Seele schien fast in Vergessenheit geraten zu sein. Doch jetzt ist eine Kehrtwende spürbar. Kräuter sind wieder im Trend.

> **Das Äußere einer Pflanze ist nur die eine Hälfte der Wirklichkeit.**
> Johann Wolfgang Goethe

Denn gerade Wild- und Gartenkräuter können uns gezielt dabei unterstützen, das eigene Wohlbefinden zu stärken. Nicht nur der Aufenthalt in der Natur, sondern auch die Kraft der Gedanken verhilft uns zu physischer und psychischer Gesundheit. So ist es uns auch im urbanen Raum möglich, mit der Kraft der Natur in Verbindung zu treten. Neben stresslösenden Meditationen kann auch die Anwendung von Baderitualen, die Durchführung von Teezeremonien oder die Verwendung von Pflanzentinkturen behilflich sein, mehr Kräuterkraft in den Alltag zu integrieren. Täglich ein wenig wildes Grün zu uns zu nehmen, kann zusätzlich als wesentlicher Teil unserer Selbstfürsorge betrachtet werden. Kräuter lassen sich somit gut mit dem modernen Lifestyle verbinden.

Hier findest du Anregungen, wie du bekannte Garten- und heimische Wildkräuter für dein ganzheitliches Wellbeing einsetzen kannst, und du erfährst, welche Wirkungsweisen diese Pflanzen besitzen und welches Wesen ihnen zugrunde liegt.

Besonders spannend ist die Tatsache, dass Wildkräuter und Heilpflanzen auch einen seelischen Bezug zu uns Menschen aufweisen. Weniger bekannt ist vielleicht, dass Pflanzen unseren 7 Planeten zugeordnet werden. Astrologie und Pflanzenheilkunde waren früher unzertrennlich miteinander verbunden. Bei genauerer Betrachtung zeigen sich die Signaturen der Planeten in den Pflanzen. Mars-Pflanzen wie die Brennnessel steigern beispielsweise das Durchsetzungsvermögen und Venus-Pflanzen unsere Lebensfreude.

Deswegen werden die angeführten Pflanzen entsprechend ihrer Planetensignatur vorgestellt. Es ist verblüffend, wie viele Parallelen zwischen den nachgewiesenen Wirkungsweisen und der Signaturenlehre unserer traditionellen Medizin erkennbar sind.

Auf den folgenden Seiten findest du eine 7-Tage-Reise, die dir einerseits theoretisches Wissen über die Naturheilkunde der Pflanzen und die damit verbundene Planetensignatur vermittelt und die dir andererseits die Möglichkeit gibt, in meditativer und achtsamer Weise die Wirkungen zu spüren und ganzheitlich zu erleben.

Hin und wieder fühlt man sich im Zuge einer Auseinandersetzung auch zu einer bestimmten Pflanze hingezogen. Vielleicht zeigt sich dir im Laufe der 7 Tage ja deine persönliche Kraftpflanze ...

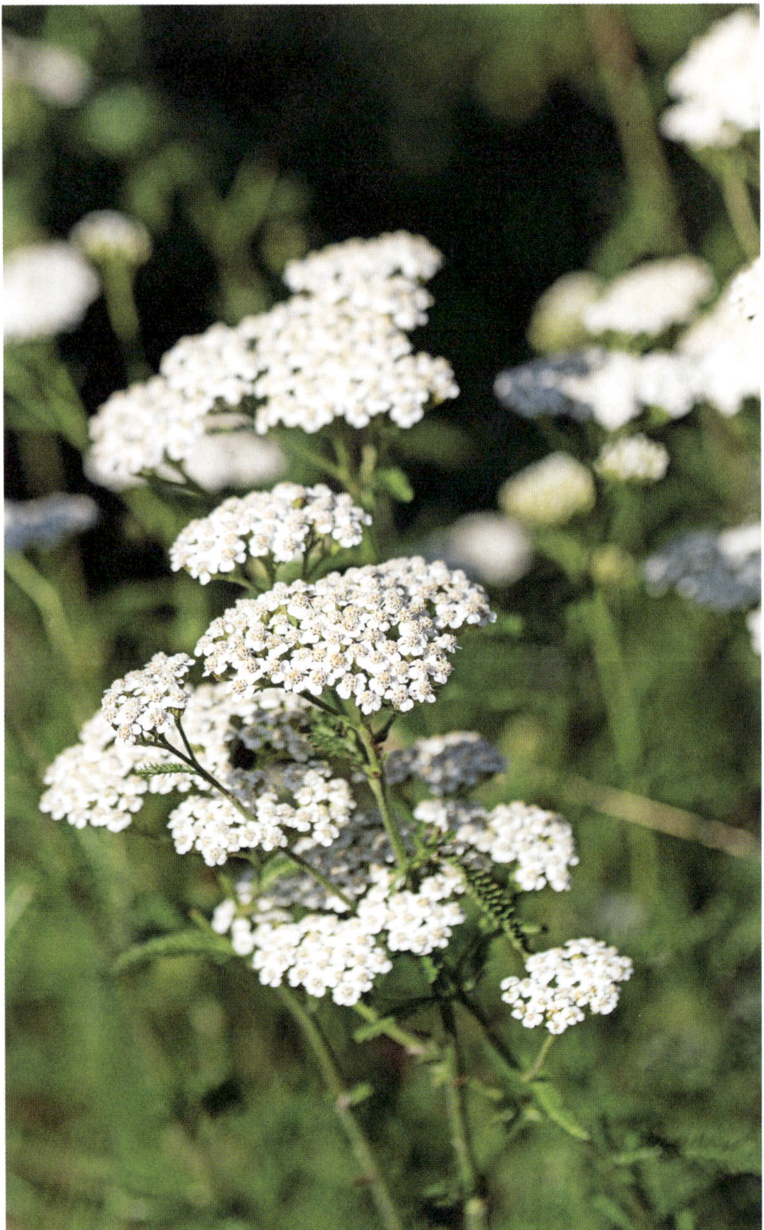

TAG 1

Montag

Schafgarbe

Hin- und hergerissen zwischen dem entschleunigten Wochenende und dem Arbeitstrubel am Montag, fährt unsere Gefühlswelt Achterbahn. Als pflanzliche Unterstützerin steht dir heute Schafgarbe zur Seite. Sie trägt das harmonisierende Prinzip in sich und vermag uns dabei zu helfen, unsere Gefühlswelt in Einklang zu bringen.

Tag des Mondes: Harmonisierung und Weiblichkeit

Der Mond ist unserer Erde am nächsten und als Rhythmusgeber verantwortlich für Ebbe und Flut. Er steht somit in direkter Verbindung zum Element Wasser, dessen Energien vor allem in unserer Gefühlswelt zum Tragen kommen. Zu seinen Qualitäten zählen Gefühle, Vertrauen, Unterbewusstsein, Weiblichkeit, Heimat und Familie.

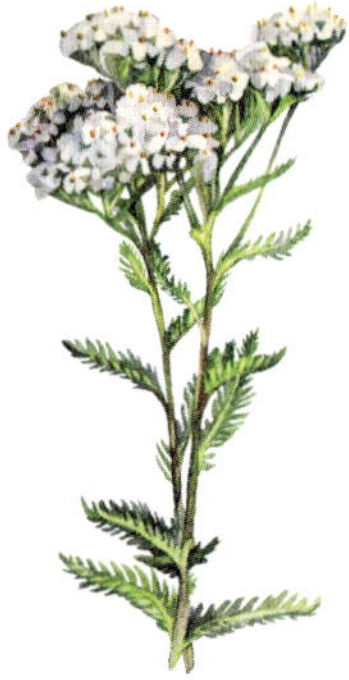

Heilt auch Wiesen und Felder.

Der Bezug zum Element Wasser zeigt sich auch bei den ihm zugehörigen Pflanzen. Mond-Pflanzen sind wasserliebende Pflanzen und bevorzugen meist feuchte Standorte. Sie enthalten oftmals einen milchigen Saft und haben einen hohen Gehalt an Schleimstoffen. Viele der Pflanzen tragen weiß-gelbliche Blüten.

In der griechischen Mythologie wird der Mond der Göttin Artemis zugeordnet. Sie ist die Fruchtbarkeitsgöttin und verantwortlich für Fruchtbarkeit und Fortpflanzung. Deswegen werden Mond-Pflanzen auch gerne zur Unterstützung der Fruchtbarkeit angewandt.

Die Schafgarbe *(Achillea millefolium)* vereint Mond-Aspekte in sich. Sie besitzt weiße Blüten, die in kleinen Körben zusammengefasst sind. Zudem zählt sie zu einer der wichtigsten Pflanzen in der Frauenheilkunde und gilt als wichtige und hilfreiche Begleiterin der Frauen durch alle Lebenslagen.

Die Pflanze wird auch als „Augenbraue der Venus“ bezeichnet, da ihre fein gefiederten Blätter Augenbrauen ähneln. Auch dieser Bezug zur Venus zeigt, dass es sich um ein „Frauenkraut“ handelt.

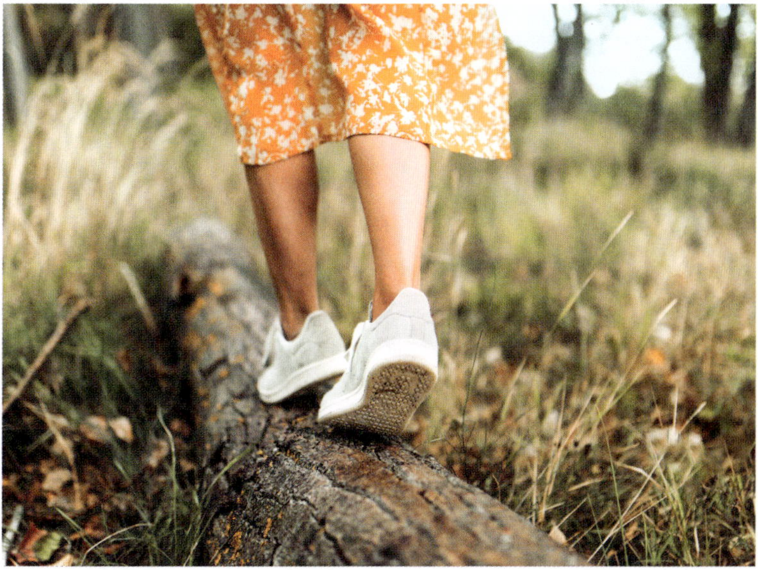

Egal ob im Wald oder im Park – Zeit im Grünen steigert unser Wohlbefinden.

Mit Pflanzenkraft in die neue Woche

Gerade zu Wochenbeginn können wir oft einen Energie- und Motivationsschub gebrauchen. Die Natur kann uns dabei helfen, zu neuer Kraft für die anstehende Woche zu finden. Wusstest du, dass schon allein der Aufenthalt in der Natur unser Wohlbefinden nachhaltig stärkt? Nimm dir am heutigen Tag bewusst Zeit für einen Spaziergang im Freien. Suche dir dazu einen Gehweg durch einen begrünten Park, ein Waldstück oder eine Wiese. Schon wenige Minuten in der Natur lassen Stresshormone schwinden und die Pulsfrequenz sinken. Gefühle wie Zufriedenheit und Harmonie machen sich breit. Diese Gefühle lassen sich noch verstärken, wenn du dir bewusst Zeit für das Sammeln von Wildpflanzen

nimmst. Kräutersammeln weckt unseren Urinstinkt und die vollkommene Verbundenheit zur Natur.
Halte deine Augen offen, vielleicht triffst du auf deinem Spaziergang die heutige Wildpflanze. Schafgarbe ist ein wärmeliebendes Kraut, das oft auf mageren Böden zu finden ist. Nimm dir ein paar blühende Pflanzen mit nach Hause. Du kannst dir daraus einen Blumenstrauß für deinen Arbeitstisch binden oder dir einen wohltuenden Tee zubereiten.
Das häufig vorkommende Wildkraut ist eine pflanzliche Vermittlerin, denn sie schafft es, Polaritäten zu vereinen. Ihr harmonisierendes Prinzip kannst du in Lebenssituationen nutzen, die sich auf den ersten Blick nur schwer vereinen lassen. Sie klärt die Sicht auf die Dinge und lässt dich Gegensätzlichkeiten besser aushalten. Sie unterstützt dich außerdem dabei, deine Emotionen bewusst wahrzunehmen und sie zu akzeptieren. Sie hilft dir dabei, mit deiner Gefühlswelt in Einklang zu sein.

Die Allesheilerin für deine Gesundheit

So wie die Schafgarbe auf seelischer Ebene harmoniert, so steht sie auch für die weibliche Hormonbalance. Sie ist eine ausgezeichnete Frauenpflanze und unterstützt bei Menstruationsbeschwerden wie krampfhaften Schmerzen, starker Blutung oder Stimmungsschwankungen. Um von der Kraft der Pflanze zu profitieren, kannst du dir einen Kräutertee zubereiten.
Du kannst Schafgarbe vielfältig einsetzen. Sie besitzt enorme regenerierende Kräfte und zählt zu den wichtigsten Wildkräutern der Volksmedizin. Sie enthält verdauungsregulierende Bitterstoffe, wundheilende Gerbstoffe und antibakteriell wirkende ätherische Öle. Sie wird bei Bauchschmerzen, Blähungen und Völlege-

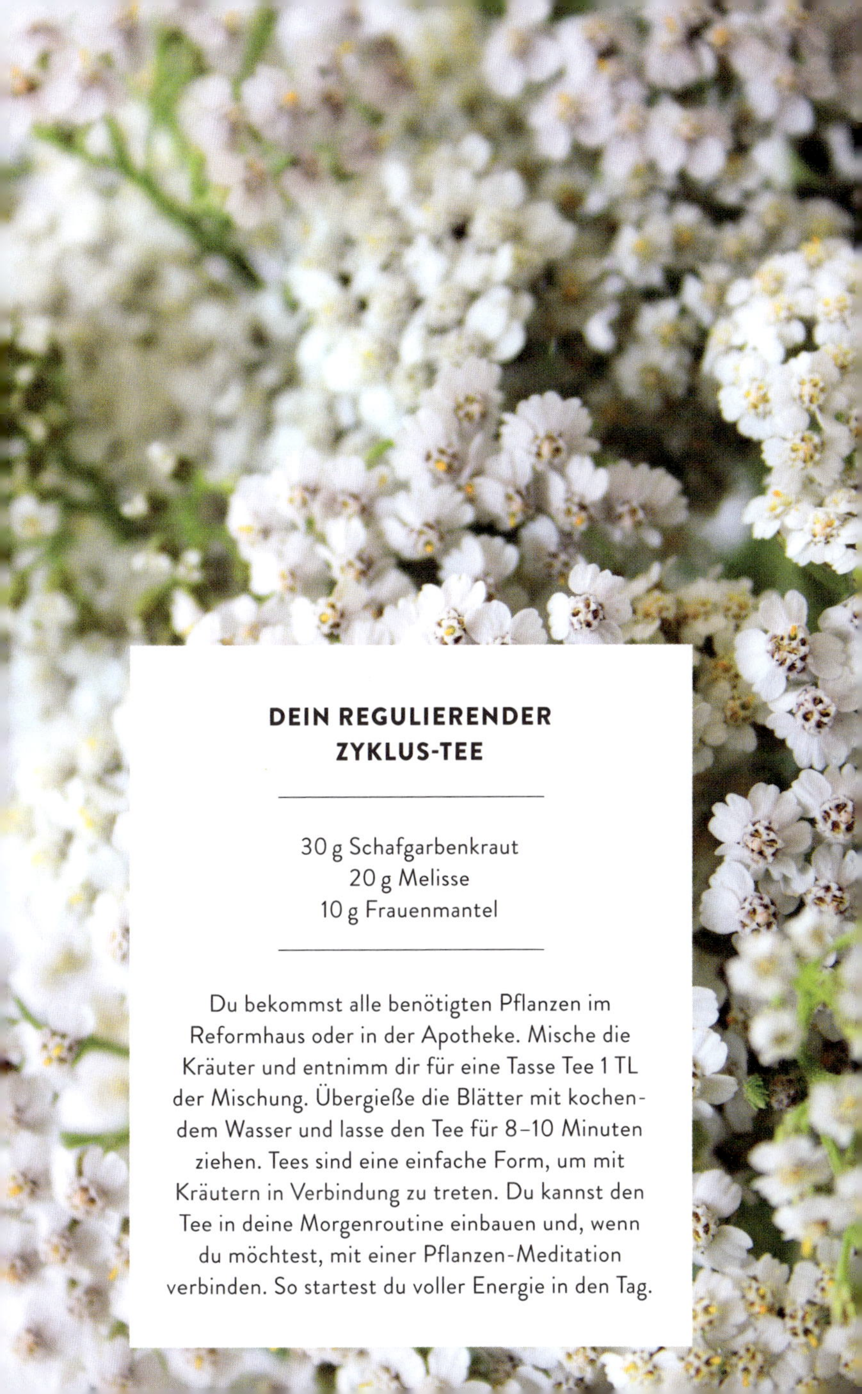

DEIN REGULIERENDER ZYKLUS-TEE

30 g Schafgarbenkraut
20 g Melisse
10 g Frauenmantel

Du bekommst alle benötigten Pflanzen im Reformhaus oder in der Apotheke. Mische die Kräuter und entnimm dir für eine Tasse Tee 1 TL der Mischung. Übergieße die Blätter mit kochendem Wasser und lasse den Tee für 8–10 Minuten ziehen. Tees sind eine einfache Form, um mit Kräutern in Verbindung zu treten. Du kannst den Tee in deine Morgenroutine einbauen und, wenn du möchtest, mit einer Pflanzen-Meditation verbinden. So startest du voller Energie in den Tag.

Übung

AUSGLEICHENDES BADERITUAL

Der Mond steht in Verbindung mit dem Element Wasser, weshalb sich gerade am Montag Baderituale anbieten. Fußbäder als entspannende Anwendung werden dabei oft außer Acht gelassen, dabei sind es gerade unsere Füße, die uns Tag für Tag durchs Leben tragen. Das heutige Salz-Fußbad regt über die Reflexzonen den gesamten Stoffwechsel an. Schafgarbe sorgt für Harmonie und Gelassenheit. Auf seelischer Ebene hilft sie dir, mit deinen Gefühlen in Einklang zu kommen und dich auf das Hier und Jetzt einzulassen.

Du benötigst:
10 g getrocknetes Schafgarbenkraut
10 g Natursalz
3 Liter Wasser

Anwendung:
→ Bereite aus 1 Liter Wasser und dem Schafgarbenkraut einen Tee. Lasse ihn ca. 10 Minuten ziehen. Nimm eine Schüssel für ein Fußbad und fülle sie mit 2 Litern warmem Wasser auf. Füge nun den Tee und das Salz hinzu. Achte darauf, dass das Badewasser angenehm temperiert ist.
→ Genieße dein Fußbad die nächsten 15–20 Minuten. Lasse dabei all deine Gedanken zu, ohne diese zu werten. Alle negativen Gedanken wie Sorgen und Ängste lässt du einfach wie Wolken am Himmel an dir vorbeiziehen.

Diese Anwendung kann auch mit anderen Pflanzen durchgeführt werden. Passe die Pflanze deiner aktuellen Stimmung und deinen Bedürfnissen an, so kannst du von der ganzen Kraft der Pflanzen profitieren.

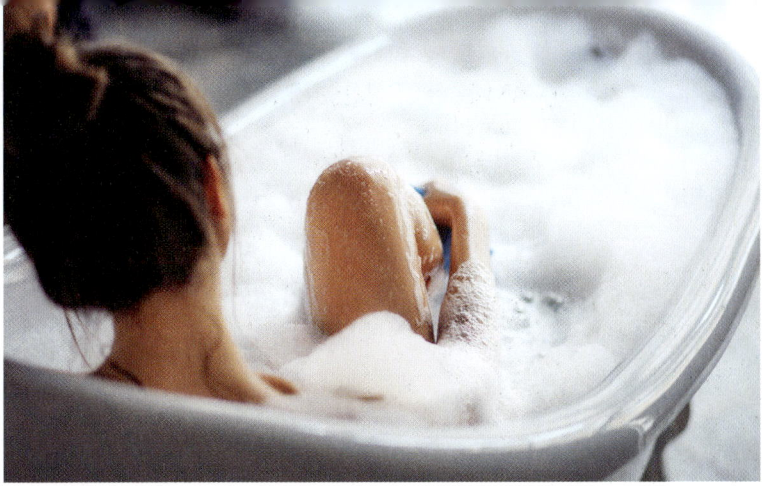

Baderituale reinigen Körper und Seele.

fühl eingesetzt. Schafgarbe entfaltet ihre harmonisierende Wirkung auf das gesamte Verdauungssystem. Als Wundheilmittel ist sie bereits seit dem Altertum bekannt. Blüten und Blätter werden daher bei Wunden, unreiner Haut und Akne verwendet.

DEINE *Montags*-AFFIRMATION

Affirmationen helfen dir, deine Aufmerksamkeit auf positive Gedanken zu lenken und dein eigenes Selbstbild zu stärken. Durch sogenannte Glaubenssätze kann das Unterbewusstsein wie ein Computer umprogrammiert und durch Gedanken beeinflusst werden. Affirmationen geben uns die Möglichkeit, neue, positive Glaubenssätze zu entwickeln.
Starte den heutigen Tag mit einer Affirmation, die die heutigen Energien aufgreift.

Ich liebe alle meine Gefühle, denn sie gehören zu mir.

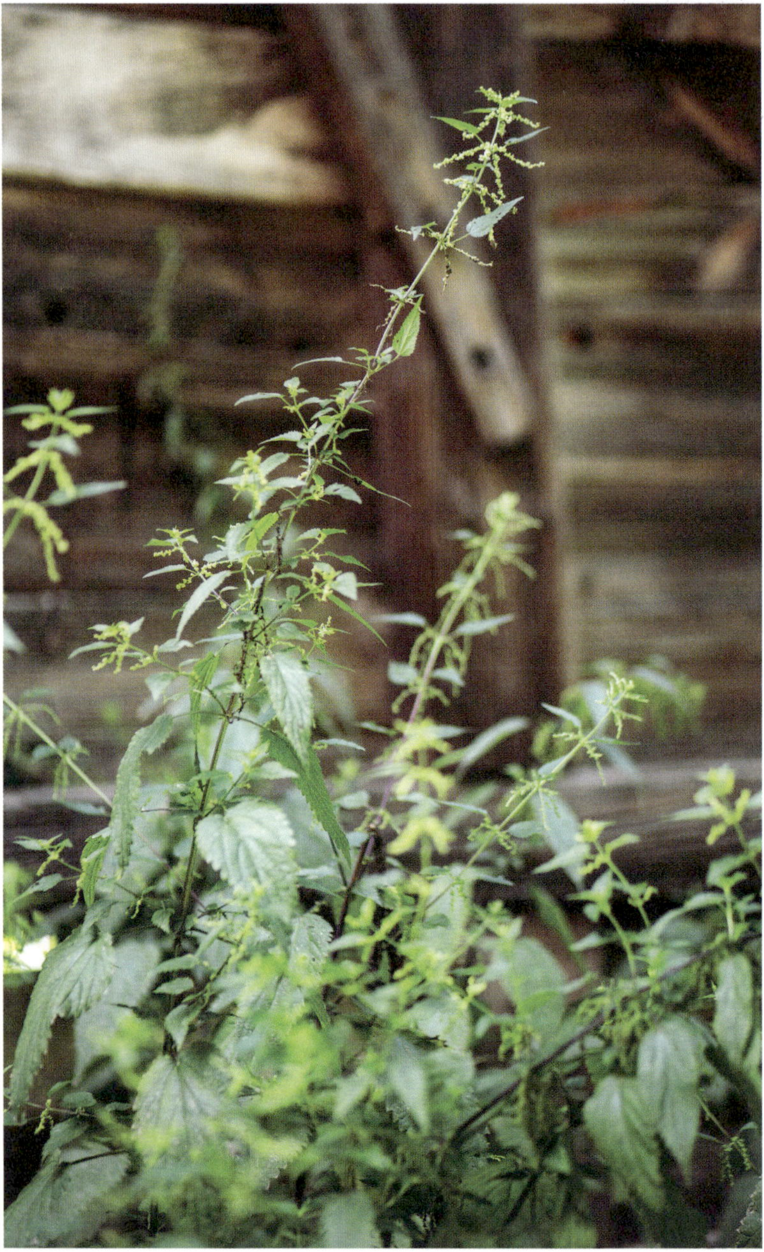

TAG 2

Dienstag

Brennnessel

Am Dienstag begleiten dich die Vitalität der Brennnessel und die Energie des Mars. Die Brennnessel, eine kriegerische und feurige Pflanze, kann zweifelsohne dem Mars zugeordnet werden. Sie entfacht unser Lebensfeuer, schenkt uns Energie und Tatendrang und unterstützt uns mit ihrer geballten Pflanzenkraft. Nutze diese Kraft und starte mit der Marsenergie in den Tag!

Tag des Mars: Willenskraft und Durchsetzungsvermögen

Was haben nun Brennnessel und Mars gemein? Bei näherer Betrachtung wird schnell klar, dass sich zahlreiche Mars-Aspekte in dieser großartigen Heilpflanze widerspiegeln. Die Brennnessel verkörpert die Qualitäten des Mars in Form ihrer Brennhaare, die sie wie ein Schutzmantel umhüllen. Wir sehen Mars-Signaturen in den rotüberlaufenen Stängeln und Blättern sowie in ihrer Fähigkeit, enorme Mengen an Pollen zu produzieren. Sie strotzt nur so vor Energie.

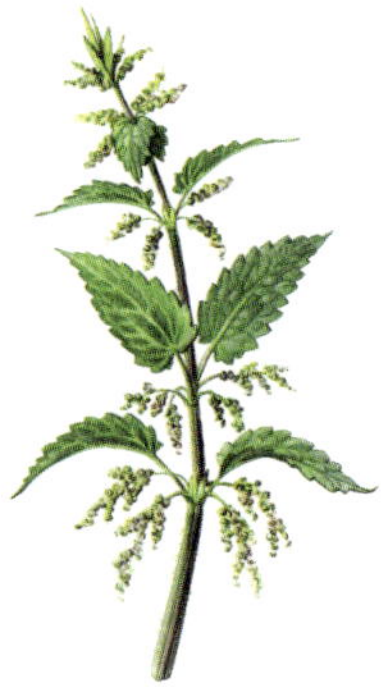

Die große Heilerin vom Wegesrand.

Dienstag ist der Tag des Mars. Nutze die heutige Energie, wenn du energielos bist oder du mehr Antriebs- und Durchsetzungskraft benötigst. Der heutige Tag bietet sich an, um neue Projekte zu starten. Nimm etwas in Angriff, das du vor dir herschiebst, egal ob es ein klärendes Gespräch mit deinem Vorgesetzten oder der Wäscheberg im Bügelzimmer ist. Mars und Brennnessel können dir dabei helfen, Projekte, Ideen oder unbeliebte Erledigungen in Angriff zu nehmen.

Wecke die Tatkraft in dir

Die Brennnessel gilt als pflanzlicher Unterstützer auf emotionaler Ebene, schenkt Willensstärke und Durchsetzungsvermögen. Sie ist nicht umsonst als Kriegerin der Pflanzenwelt bekannt. Sie erweckt Potenziale und Energien in uns Menschen und ist eine

Pflanze für alle, die sich nur schwer behaupten und durchsetzen können. Sie entfacht außerdem unser Lebensfeuer, wenn wir ausgebrannt, erschöpft und niedergeschlagen sind. Müdigkeit, Antriebs- und Energielosigkeit sind ohnehin Gefühlszustände, die aufgrund unseres Lebenswandels keine Seltenheit sind. Die Brennnessel gilt hier als vitalisierende und belebende Pflanze. Diese Wirkungen bemerken wir auf seelischer und körperlicher Ebene.

Diese Pflanze gibt dir auch die Möglichkeit, Konflikte leichter an- und auszusprechen. Harmoniebedürftigen Menschen fällt dies besonders schwer. Sie leiden oft unter angestauten Emotionen wie Wut und Ärger. Dies führt unweigerlich zu seelischen und körperlichen Beeinträchtigungen. Klärende Gespräche zu suchen oder „Nein“ sagen zu können, fällt mit der Energie von Mars-Pflanzen wie der Brennnessel leichter.

Wie kannst du nun von ihrer Energie profitieren?

Brennnessel – schenkt Energie und weckt die Tatkraft in dir.

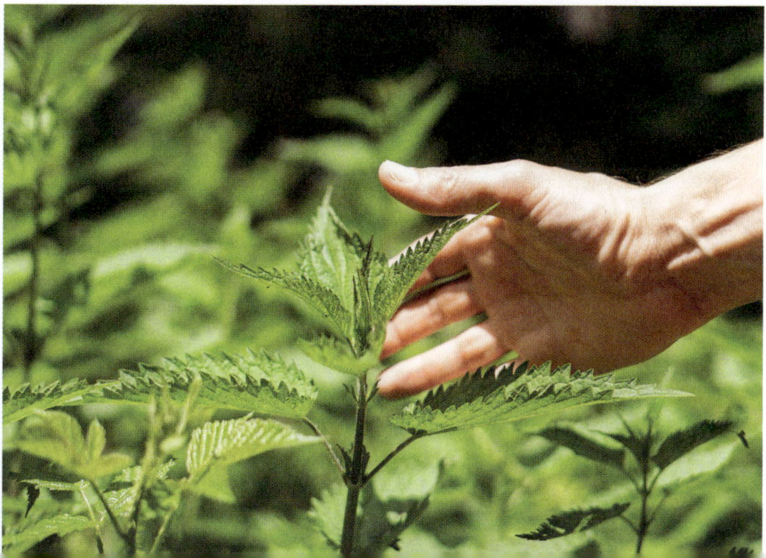

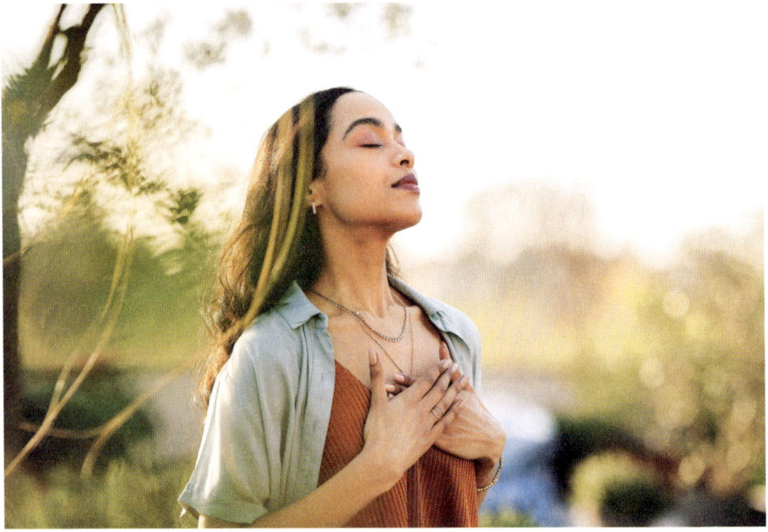

Die Brennnesselpflanze schenkt dir Kraft und Durchhaltevermögen.

DEINE *Dienstags*-AFFIRMATION

Eine Möglichkeit, auf seelischer Ebene Unterstützung zu erfahren, ist die Anwendung von Affirmationen. Suche dir morgens einen ruhigen Platz, setze dich gemütlich hin und nimm dir bewusst fünf Minuten Zeit für deine Affirmation. Wiederhole sie mehrmals in Gedanken. Du kannst sie auch laut aussprechen, je nachdem, wie es sich besser für dich anfühlt. Du kannst diese Affirmation mehrmals täglich anwenden. Sie kann dir vor allem in herausfordernden Situationen hilfreich sein.
Deine Brennnessel-Affirmation für einen kraftvollen Start in den Tag lautet:

Ich bin stark, ich bin mutig, ich gehe meinen Weg!

DEINE STÄRKUNGSTINKTUR

Du kannst die Kraft der Brennnessel in Form einer Tinktur nutzen. Tinkturen sind alkoholische Pflanzenauszüge und einfach in der Herstellung. Sie geben dir die Möglichkeit, die enthaltenen Pflanzenwirkstoffe für dich zugänglich zu machen und längere Zeit zu konservieren.

---

3 EL getrocknete oder frische Brennnesselblätter
100 ml 38%igen Alkohol (Korn oder Wodka)

Zubereitung: Bei der Zubereitung solltest du dir bewusst Zeit nehmen und mit positiven Energien arbeiten. Verreibe getrocknete Brennnesselblätter zwischen den Handflächen. Solltest du frische Blätter verwenden, hacke diese mit einem Messer oder zerstoße sie in einem Steinmörser. Gib die zerkleinerten Blätter in ein Ansatzglas. Gieße die Pflanzenteile mit Alkohol auf, verschließe das Glas und schüttle den Inhalt gut durch. Dieser Ansatz darf nun für drei Wochen an einem dunklen Ort ziehen. Danach wird die fertige Stärkungstinktur über ein Sieb abgeseiht und in eine Pipettenflasche abgefüllt.

Anwendung: Starte den Tag mit der Stärkungstinktur, indem du 10 Tropfen in einem Glas Wasser auflöst und schluckweise trinkst. Die Tinktur unterstützt dich in herausfordernden Situationen oder bei unangenehmen Terminen, die dir Durchsetzungskraft abverlangen. Nutze deine Tinktur in allen Situationen, in denen du Kraft und Mut benötigst.

Übung

7 MINUTEN BRENNNESSEL-KRAFT

Bereite dir eine Tasse Brennnessel-Tee und nimm dir Zeit, um fokussiert in den Tag zu starten. Mache es dir an einem ruhigen Ort bequem und notiere deine Gedanken zu folgenden Fragestellungen:

- → Wofür möchte ich meine Energie in dieser Woche einsetzen?
- → Welchen Situationen darf ich mit mehr Entschlossenheit entgegentreten?
- → Wo benötige ich mehr Durchsetzungsvermögen?

Wohltuender Tee
1 TL getrocknete Brennnesselblätter mit 250 ml heißem Wasser übergießen, 5 Minuten ziehen lassen und genießen.

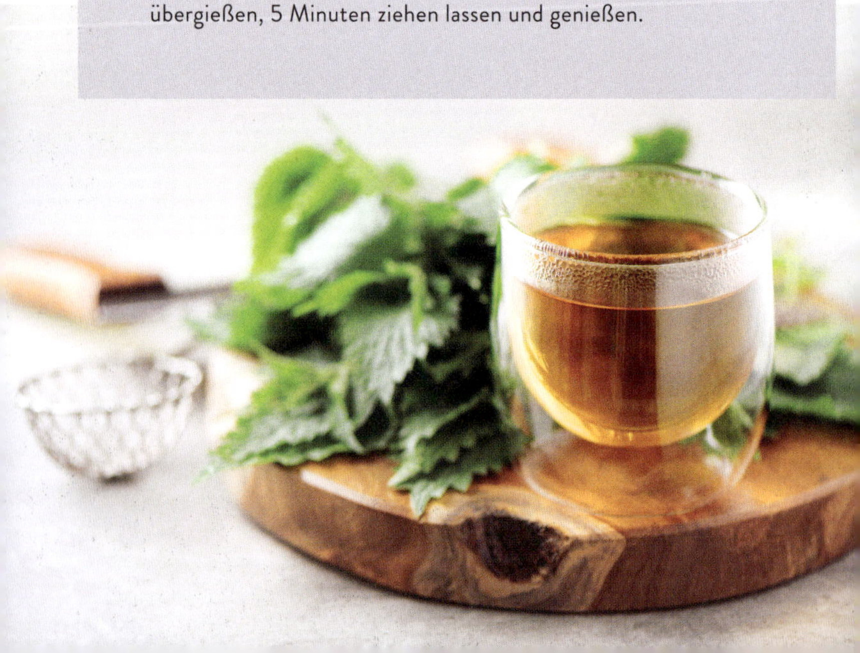

Für deine Gesundheit

Die Brennnessel *(Urtica dioica)* ist als Allesheilerin bekannt und gilt nicht umsonst als die größte Wohltäterin im Pflanzenreich. Sie besitzt zahlreiche Pflanzenwirkstoffe wie Chlorophyll (vitalisierend und belebend), Carotine (antioxidativ, immununterstützend), Kieselsäure (gut für Haut und Haare), Mineralstoffe (unter anderem Eisen, Magnesium, Kalzium) und Vitamine (Vitamin C, B und K).

Sie bringt dir nicht nur auf seelischer Ebene Stärkung, sondern auch auf körperlicher. Sie wirkt regenerierend, stoffwechselaktivierend, harntreibend, entzündungshemmend, belebend, stärkend und hilft dir dabei, den Körper zu entgiften und zu reinigen. Und nicht nur das, die Brennnessel besitzt zudem einen hohen Eisengehalt. Aufgrund der guten Bioverfügbarkeit kann dieser Mineralstoff leicht von unserem Organismus aufgenommen werden. Hast du schon einmal unter Eisenmangel gelitten? Dieser Mangel macht sich oft durch die bereits erwähnten Beschwerden wie Niedergeschlagenheit, Müdigkeit oder Antriebslosigkeit bemerkbar. Somit kann dein Organismus bei diesen Missständen auch auf körperlicher Ebene von der Brennnessel profitieren. Sie schenkt dir Energie und unterstützt deine Regenerationskräfte.

Die Brennnessel ist unsere Begleiterin. Sie ist überall dort zu finden, wo sich Menschen aufhalten. Sie wächst gerne an Spazierwegen oder am schattigen Waldrand. Halte beim nächsten Spaziergang die Augen offen, du begegnest ihr bestimmt.

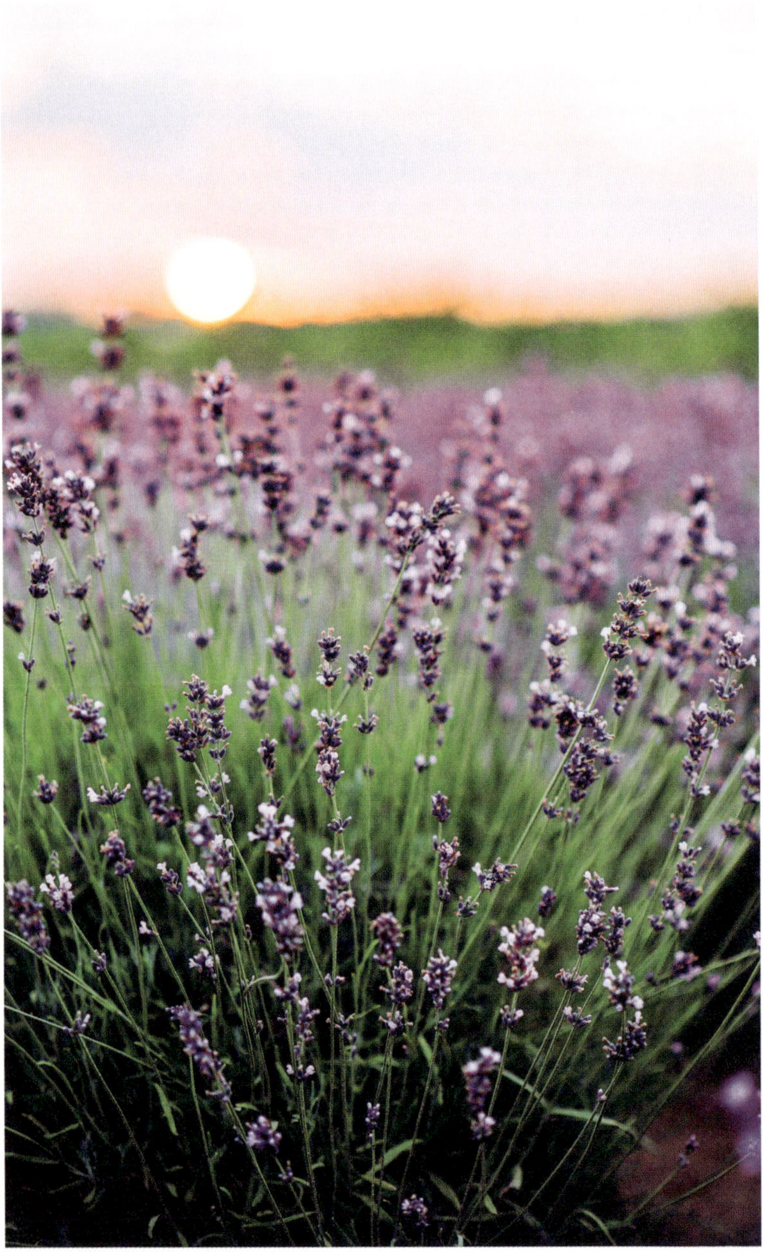

TAG 3

Mittwoch

Lavendel

Wir sind in der Wochenmitte angekommen. Nutze die heutigen Energien des Merkurs für Austausch und Kommunikation, um deine Gedanken zu ordnen und um ins seelische Gleichgewicht zu kommen.

Tag des Merkurs: Austausch und Kommunikation

Mittwoch ist Tag des Merkurs. Merkur gilt als der Bote der Götter und ist Sinnbild für Informationsaustausch und Kommunikation. Das sind auch die dominierenden Prinzipien des heutigen Tages. Die Kraft des Merkurs unterstützt Menschen, denen es manchmal an Schlagfertigkeit fehlt, die sich schwer ausdrücken können, oft unkonzentriert sind und Schwierigkeiten beim Lernen haben. Wir können den Mittwoch auch dafür nutzen, mehr Klarheit und Leichtigkeit in unsere Gedankenwelt zu bringen. Oft bestimmen Ängste und Sorgen unseren Alltag. Um etwas Struktur in das scheinbar unlösbare Gedankenchaos zu bringen, kann uns die Kraft der Pflanzenwelt behilflich sein.

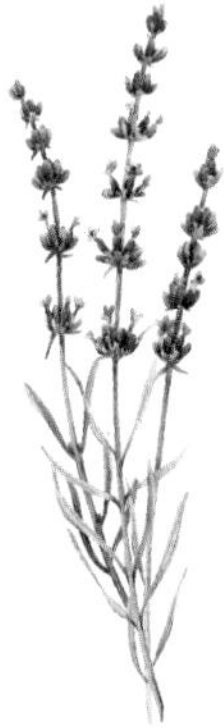

Lavendel – mehr als nur Zierpflanze!

Mit Pflanzenkraft zu mehr Klarheit

Merkur und seine Qualitäten spiegeln sich auch in vielen Pflanzen wider. Hierzu zählen intensiv duftende und aromatische Pflanzen. Sie besitzen oft schmale Blätter und eine violette Blütenfarbe. Sie sind schnell wachsende und schlanke Pflanzen. Zu ihnen zählt der Lavendel.

Lavendel sorgt dafür, den Kopf freizumachen und mehr Leichtigkeit ins Leben zu bringen. Er verhilft dir zu geistiger „Beweglichkeit“ und unterstützt dabei, Unklares aufzulösen. Durch die Hilfe der merkurhaften Pflanze kann Komplexes ganz plötzlich klar und

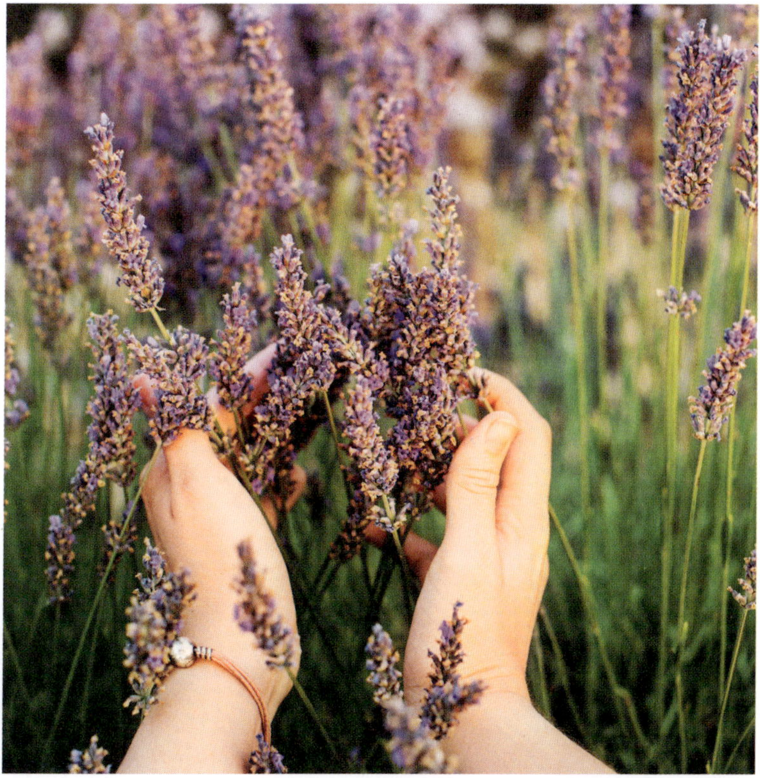

Sein intensives Aroma weckt so manche Kindheitserinnerungen. Nimm dir Zeit und genieße den Augenblick.

verständlich erscheinen. Nicht umsonst ist der Lavendel als Seelenpflanze bekannt. Der Begriff Lavendel lässt sich vom lateinischen Wort „lavare“ ableiten, das „reinigen oder waschen“ bedeutet. Diese Begrifflichkeit bezieht sich vor allem auf die seelische Ebene. Lavendel klärt unsere Gedanken und schafft so Platz für Neues. Er schenkt innere Ruhe und verhilft Menschen zu einer lebensbejahenden Einstellung.

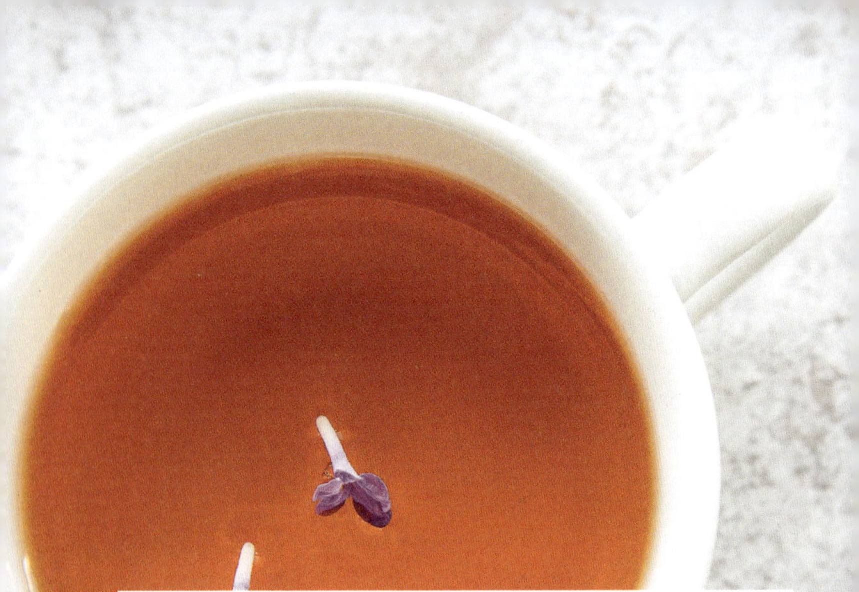

BERUHIGENDE TEEMISCHUNG

Diese Teemischung unterstützt dich dabei, den Kopf frei zu bekommen und mit mehr Leichtigkeit in den Tag zu starten. Als pflanzlicher Unterstützer dient dir hier nicht nur Lavendel, sondern auch weitere beruhigende und klärende Kräuter.

---

1 Handvoll Lavendelblüten
4 Handvoll Melissenblätter
1 Handvoll Rosenblüten
2 Handvoll Zitronenverbenenblätter

Zubereitung: Gib die genannten Kräuter in eine große Schüssel und vermenge sie vorsichtig mit deinen Händen. Spüre die Kräuter zwischen deinen Fingern und genieße das herrliche Aroma. Fülle die Mischung in ein luftdicht verschließbares Glas.
Für eine Tasse Tee gib 1 EL der Mischung in eine Teetasse und übergieße die Blätter mit dem heißen Wasser. Lasse den Tee 8 Minuten ziehen, bevor du ihn genießt.

Für deine Gesundheit

Lavendel *(Lavandula angustifolia)* ist ein beliebtes mediterranes Kraut und schmückt so manche Gärten. Er ist nicht nur eine Augenweide, sondern auch eine alte Arzneipflanze. Die enthaltenen ätherischen Öle, die für den angenehmen Duft verantwortlich sind, sind maßgeblich an der Wirkung beteiligt. Neben dem hohen Gehalt an ätherischen Ölen besitzt er auch entzündungshemmende Gerbstoffe und immunstärkende Anthocyane.

Lavendel ist generell als beruhigende, entspannende und angstlösende Pflanze bekannt. Er kann uns dabei behilflich sein, das seelische Gleichgewicht wiederzufinden, und besänftigt erhitzte Gemüter. Auf körperlicher Ebene kommt die Pflanze bei Kopfschmerzen, Verdauungsbeschwerden, nervösen Magen- und Darmbeschwerden sowie Blähungen zum Einsatz. Lavendel wirkt ausgleichend bei Stress und kann hierfür auch mit anderen Sedativa wie Baldrian, Melisse und Hopfen kombiniert werden. Äußerlich angewandt führt er zur Stärkung des Nervensystems und zu Entspannung. Er fördert die Konzentration und unterstützt bei Lernschwierigkeiten und Prüfungsängsten. Lavendel kann hierfür sehr vielfältig verarbeitet werden. Er ist ein beliebter Bestandteil in Kräuterkissen und kann auch als beruhigende und schlaffördernde Zugabe für die Aromalampe eingesetzt werden.

Achte beim Kauf von Lavendelöl und auch anderen Ölen auf hochwertige Qualität. Verwende nur naturreine ätherische Öle aus Apotheken oder Fachgeschäften.

So kannst du die heutige Pflanze nutzen

Lavendel kann sehr vielfältig verarbeitet werden. Äußerlich kommt insbesondere das destillierte ätherische Öl zum Einsatz. Es wird in Duftlampen gegeben oder als Badezusatz verwendet. Lavendel ist aber auch in Form einer klärenden Räucherung einsetzbar. Dazu kannst du ein paar getrocknete Lavendelblüten auf dein Stövchen legen und verglosen lassen. Du kannst die Kraft der Pflanze auch innerlich nutzen: Lavendel macht Teemischungen zu einem Geschmackserlebnis und ist fester Bestandteil selbst gemachter Nerventropfen.

Pflanzenmeditation

Du musst dich nicht zwingend in der Natur aufhalten, um in Verbindung mit Pflanzen treten zu können. Eine weitere Möglichkeit besteht darin, Kräuter als Zimmer- oder Balkonpflanze zu nutzen. Lavendel kann einfach in Töpfen gehalten werden und steht dir dann für deine Naturmeditation jederzeit zur Verfügung. Für die heutige Übung benötigst du lediglich einen Lavendelzweig.

Schenke dir für diese Meditation ein paar Minuten Zeit, um Abstand vom Alltag zu nehmen. Diese Naturübung ermöglicht dir, deine Gedankenwelt ins Hier und Jetzt zu holen und in Resonanz mit der Pflanze zu gehen. Lavendel ist in der Lage, dir zu neuen Perspektiven und Sichtweisen zu verhelfen, wann immer du dich ihm anvertraust.

Nimm den Lavendelzweig in deine Handflächen und betrachte die Pflanze genau, lasse sie ein paar Minuten auf dich wirken. Berühre den Zweig und spüre die unterschiedlichen Strukturen. Nimm ein Blatt und zerreibe es zwischen den Fingern.

Welche Aromen kannst du wahrnehmen? Wie riecht das Blatt? Ist der Duft intensiv? Unterscheidet er sich von dem anderer Pflanzenteile wie etwa der Blüte?
Nimm ein Stückchen der Pflanze in den Mund und koste es. Wie fühlt sich die Pflanze auf der Zunge an? Welche Geschmäcker entfalten sich? Verändert sich der Geschmack mit der Zeit?
Versuche, dich dabei vollkommen auf die Pflanze einzulassen und an nichts anderes zu denken. Deine Gedanken haben nun Pause. Du darfst dir im Trubel des Alltags Zeit nehmen, um dich nur auf die Pflanze zu konzentrieren. Achte darauf, welche Eindrücke sie dir vermittelt und welche Gefühle, Ideen und Bilder sie dir schenkt. Wenn du möchtest, kannst du alles, was in dir aufkommt, auch niederschreiben.
Bedanke dich anschließend bei dir und dem Lavendelzweig.
Diese Meditation lässt sich einfach in den Alltag integrieren und kann natürlich auch mit anderen Kräutern durchgeführt werden.

DEINE *Mittwochs*-AFFIRMATION

Du kannst alle Affirmationen jederzeit an deine Bedürfnisse und Gefühle anpassen. Wichtig ist, dass du dich auf eine Affirmation festlegst und dir bewusst dafür Zeit nimmst. Hier ist auch Geduld gefragt. Die Anwendung von Affirmationen funktioniert nicht von heute auf morgen, aber mit ein wenig Übung lassen sich solche Glaubenssätze in den Alltag integrieren.
Die heutige Affirmation orientiert sich an den vorherrschenden Merkur-Prinzipien:

Leichtigkeit und Klarheit durchströmen meinen Körper.

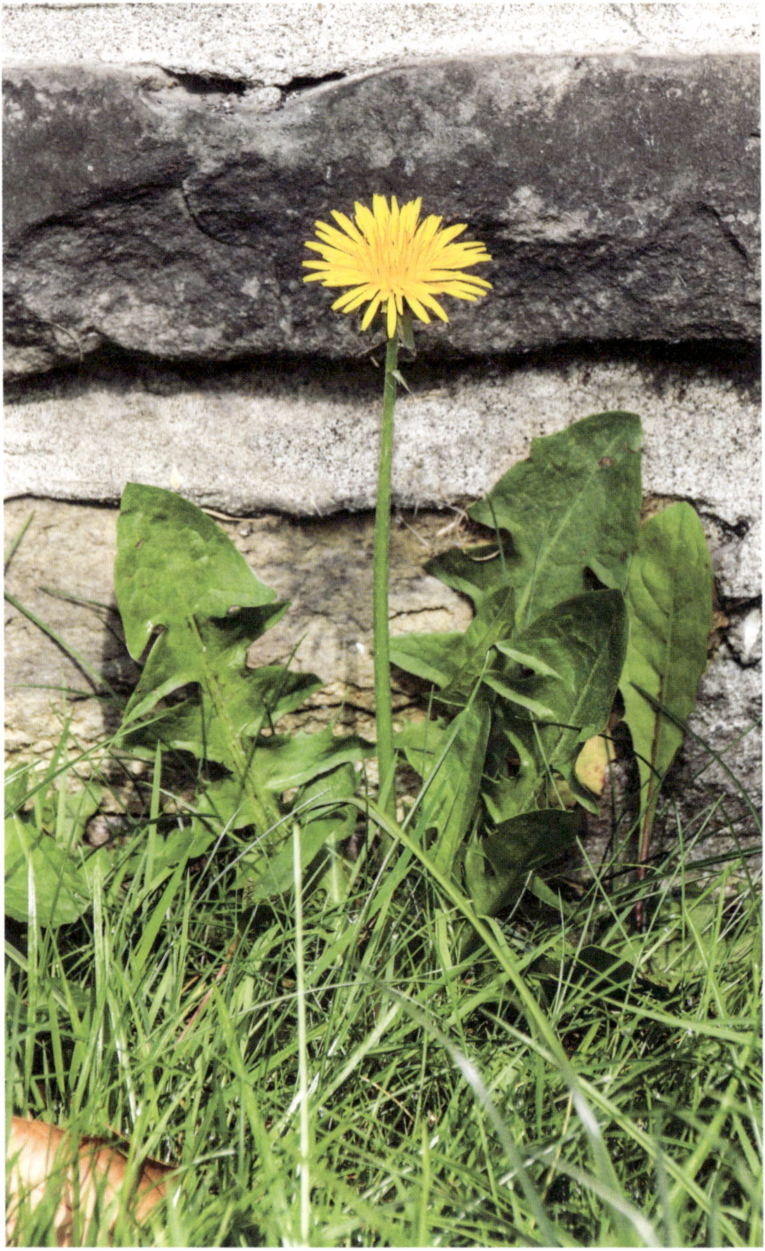

TAG 4

Donnerstag

Löwenzahn

Der heutige Tag steht ganz im Zeichen des Jupiters und seines pflanzlichen Verbündeten, dem Löwenzahn. Im Frühling erstrahlen Wiesen und Felder in einem satten Gelb. Wie kleine Sonnen erscheinen ab April die ersten Löwenzahnblüten. Dieser Anblick vermittelt Lebensfreude und Leichtigkeit und lässt uns vom Ernst des Lebens etwas Abstand nehmen.

Tag des Jupiters: Lebensfreude und Erfolg

Löwenzahn zählt zu den bekanntesten, aber wohl auch zu den meist unterschätzten Wildkräutern für unser seelisches und physisches Wohlbefinden. So, wie Jupiter – der Glücksplanet – für Entwicklung, Lebensfreude, Erfolg und Leichtigkeit steht, so vermittelt auch der Löwenzahn diese Qualitäten. Zwar lassen sich in seinem Erscheinungsbild auch andere Planetenverbindungen erkennen, aber die Jupiter-Aspekte kommen im Löwenzahn besonders zum Tragen. So zählen seine gelben Blüten und die enthaltenen Bitterstoffe eindeutig zur Jupiter-Signatur. Deswegen werden auch beide, sowohl Jupiter als auch Löwenzahn, in der Astromedizin der Leber zugeordnet.

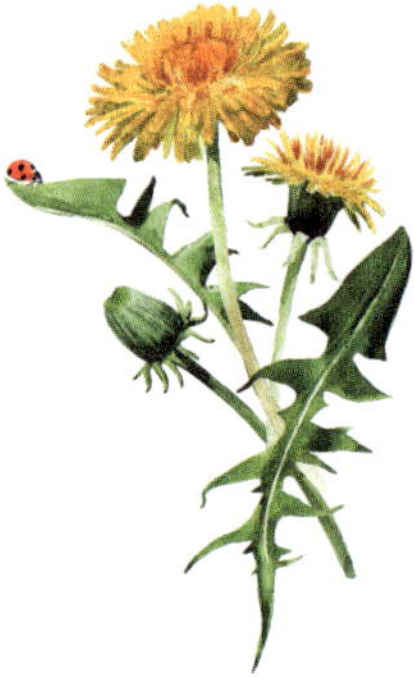

Löwenzahn ist ein wahrer Lichtbringer für unsere Seele.

Die Pflanze, die ins Fließen bringt

Im Frühling erleuchten Löwenzahnblüten auf Wiesen und Feldern wie kleine Sonnen. Der Löwenzahn ist ein Lichtbringer und sorgt für Lebensfreude. Er ist ein Seelenschmeichler, der auch angestaute Emotionen und Gefühle löst. Er ist eine Pflanze, die sowohl körperliche als auch seelische Ermüdungszustände ins Fließen bringen kann. Er ermöglicht uns, ernsten Lebenssituationen mit mehr Leichtigkeit entgegenzutreten. Löwenzahn ist außerdem eine ausgezeichnete Stärkungspflanze, die nicht nur anregend auf den Stoffwechsel wirkt, sondern auch für mehr Lebensenergie und -freude sorgt. Aufgrund seiner stoffwechselaktivierenden Wirkung ist Löwenzahn auch dafür bekannt, dass er Entgiftungsprozesse unterstützt – auf physischer und psychischer Ebene. Er erweckt die Lebensgeister und sorgt für Frohmut und Fröhlichkeit. Löwenzahn tut allen gut, die verbittert sind. Hier lässt sich die Verbindung zu den enthaltenen Bitterstoffen erkennen, die sich positiv bei depressiven Verstimmungen auswirken und den Körper mit fehlender Wärme versorgen. Seine mächtige Pfahlwurzel, die weit in den Boden reicht, vermittelt außerdem Standhaftigkeit, Erdung und Kraft. Mit Hilfe dieser großartigen Pflanze kannst du dich erden, wenn du den Boden unter den Füßen verlierst. Sie schenkt dir Ausdauer, Mut und Entwicklungsgeist.

Wusstest du, dass du die gesamte Pflanze verwenden kannst? Auch der Stängel ist essbar und ein wahres Geschmackserlebnis.

Gehe in Verbindung

Die heutige Meditation lässt dich wieder erden und eine tiefe Naturverbundenheit spüren. Nimm dir dafür 7 Minuten Zeit. Die Übung lässt sich sowohl in Innenräumen als auch im Freien durchführen. Suche dir einen ruhigen Ort und mache es dir bequem. Du kannst dich für die Meditation setzen oder auch hinlegen. Spüre in dich hinein, was sich für dich in diesem Moment besser anfühlt. Schließe nun deine Augen. Atme tief ein und wieder aus. Du bist nun bereit für deine heutige Meditation.

Es ist ein sonniger und warmer Frühlingstag. Stelle dir vor, wie sich vor dir weite, in sattem Gelb erscheinende Wiesen auftun. Der Löwenzahn steht gerade in voller Blüte. Am Horizont kannst du noch einen mit Schnee bedeckten Berg erspähen, ansonsten zeigen sich nur gelb leuchtende Wiesen. Du machst ein paar Schritte in Richtung Wiese, bevor du dann deine Schuhe ausziehst und barfuß entlang der Wiese schlenderst. Spüre die Gräser und Löwenzahnblüten an deinen Fußsohlen. Du suchst dir ein angenehmes Plätzchen auf der Wiese und legst dich auf den Rücken. Spüre, wie sich die Gräser und Wildkräuter an deinem gesamten Körper anfühlen. Atme tief ein und aus. Hörst du das Summen der Bienen? Mit der nächsten Einatmung nimmst du wahr, wie aus deinem Körper fein verzweigte Wurzeln in den Boden wachsen. Spüre, wie du ruhiger und entspannter wirst. Atme aus, spüre, wie du dich allmählich mit der Natur verbindest und sich deine Gedanken auf das Hier und Jetzt fokussieren. Atme wieder tief ein und fühle, wie deine

Barfuß zu gehen ist die einfachste Art, sich wieder mit der Erde zu verbinden.

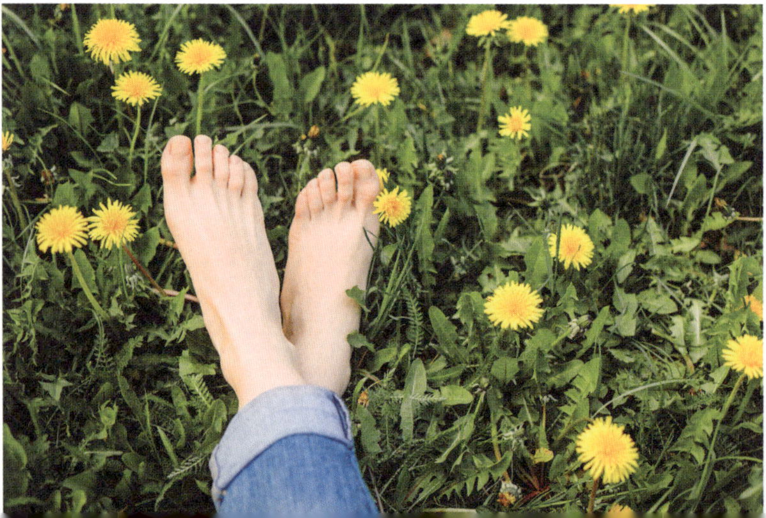

Wurzeln noch tiefer in den Erdboden reichen. Du fühlst dich immer mehr mit der Natur verbunden. Atme langsam wieder aus. Fühle die Leichtigkeit, die deinen ganzen Körper durchdringt. Atme noch tiefer ein und spüre die Wurzeln weiter in den Boden wachsen. Wiederhole die Atmung noch dreimal. Nach dem letzten Ausatmen stehst du langsam von deinem Platz auf der Löwenzahnwiese auf und machst dich auf den Rückweg. Öffne deine Augen und spüre noch für ein paar Minuten die völlige Entspannung. Du bist nun wieder voller Energie und bereit für den Alltag.

Für deine Gesundheit

Der Löwenzahn *(Taraxacum officinale)* bietet nicht nur auf seelischer, sondern auch auf körperlicher Ebene Unterstützung. Neben zahlreichen Vitaminen, Mineralstoffen und Spurenelementen (Magnesium, Kalium, Kalzium, Eisen) besitzt diese Wildpflanze einen hohen Anteil an verdauungsfördernden Bitterstoffen sowie antioxidativen Carotinoiden und Flavonoiden.

Früher als Mittel gegen Gelbsucht und bei Augenleiden verwendet, zählt Löwenzahn heute zu den wichtigen Bitterstoffkräutern. Bitterstoffe wirken im Körper leber- und galleanregend und aktivieren das gesamte Verdauungssystem. Der Löwenzahn besitzt außerdem eine stoffwechselanregende und immununterstützende Wirkung. Er aktiviert den Fettstoffwechsel und reduziert den Cholesterinspiegel. In der Volksmedizin gilt der Tee aus Löwenzahnblättern, seinen Blüten und Wurzeln als ein entschlackendes und wassertreibendes Mittel. Aufgrund seines hohen Anteils an Antioxidantien gilt Löwenzahn auch als Hautheilmittel. Die enthaltenen Inhaltsstoffe wirken stark beruhigend, zellerneuernd und -regenerierend und entzündungshemmend.

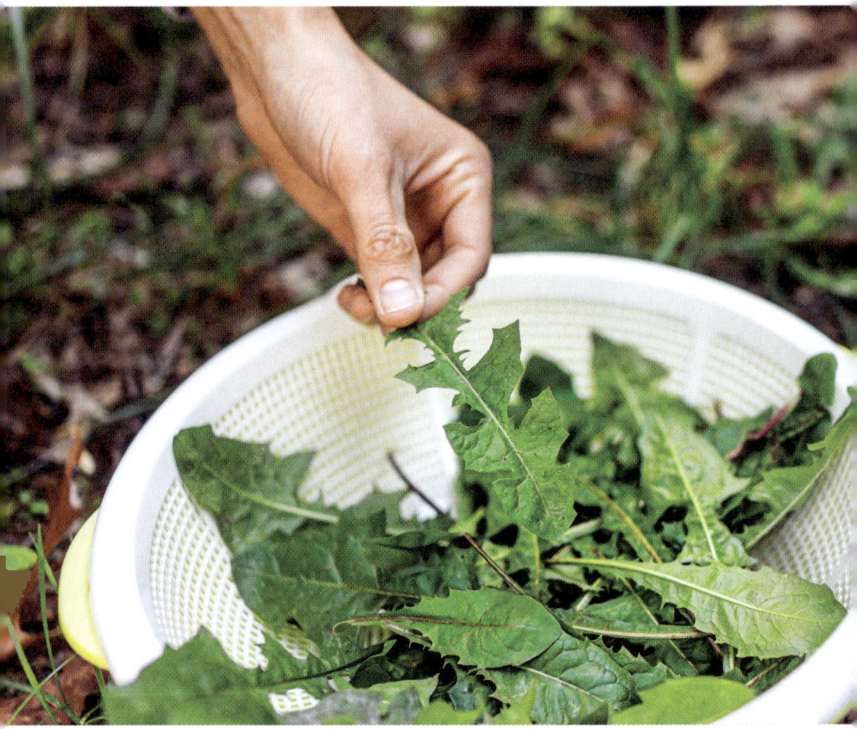

Schon einmal Löwenzahnblätter gegessen? Sie bringen den gesamten Stoffwechsel in Schwung.

DEINE *Donnerstags*-AFFIRMATION

Deine heutige Affirmation lässt dich mit der Energie des Löwenzahns in Verbindung treten. Mit diesem Mantra kannst du dich leichter auf neue Situationen einlassen und angestaute Emotionen lösen. Beginne deine heutige Affirmation mit einer tiefen Ein- und Ausatmung.

Alles, was ich erlebe, lässt mich wachsen.

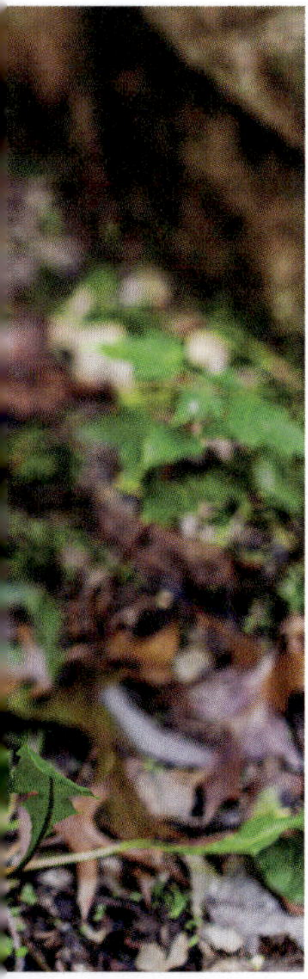

Nutze die Kraft der Pflanze

Löwenzahnblätter und -blüten sind eine ausgezeichnete Mineralstoff- und Vitaminquelle. Die jungen Blätter, im Frühjahr gesammelt, können zu einem schmackhaften und gesunden Salat verarbeitet werden. Auch die Stängel sind bekömmlich und reich an wertvollen Bitterstoffen. Regelmäßig gegessen, wirkt Löwenzahn entgiftend für Körper, Geist und Seele.

Vitalisierendes Pulver

Neben den genannten Verwendungsmöglichkeiten kannst du aus allen Pflanzenteilen ein Pulver zubereiten. Dazu werden Blätter, Blüten und Wurzeln gesammelt und getrocknet. Die getrockneten Pflanzenteile werden abschließend in einem Steinmörser zu feinem Pulver zerrieben. Nimm dir dazu Zeit und versuche, positive Gedanken in die Herstellung einfließen zu lassen. Das Pulver streichst du abschließend durch ein Sieb, um gröbere Pflanzenteile zu entfernen. Zuletzt das Pulver in ein luftdicht verschließbares Glas füllen. Dunkel gelagert, ist das Pulver etwa vier Monate verwendbar.
Das Pulver rührst du am besten in ein Glas Wasser ein, so kannst du es am einfachsten zu dir nehmen. Du kannst es auch in deinen Smoothie, Porridge oder Tee einrühren oder einfach auf ein Butterbrot streuen. Das Pulver sorgt für eine vitalisierende, immununterstützende und stoffwechselanregende Wirkung.

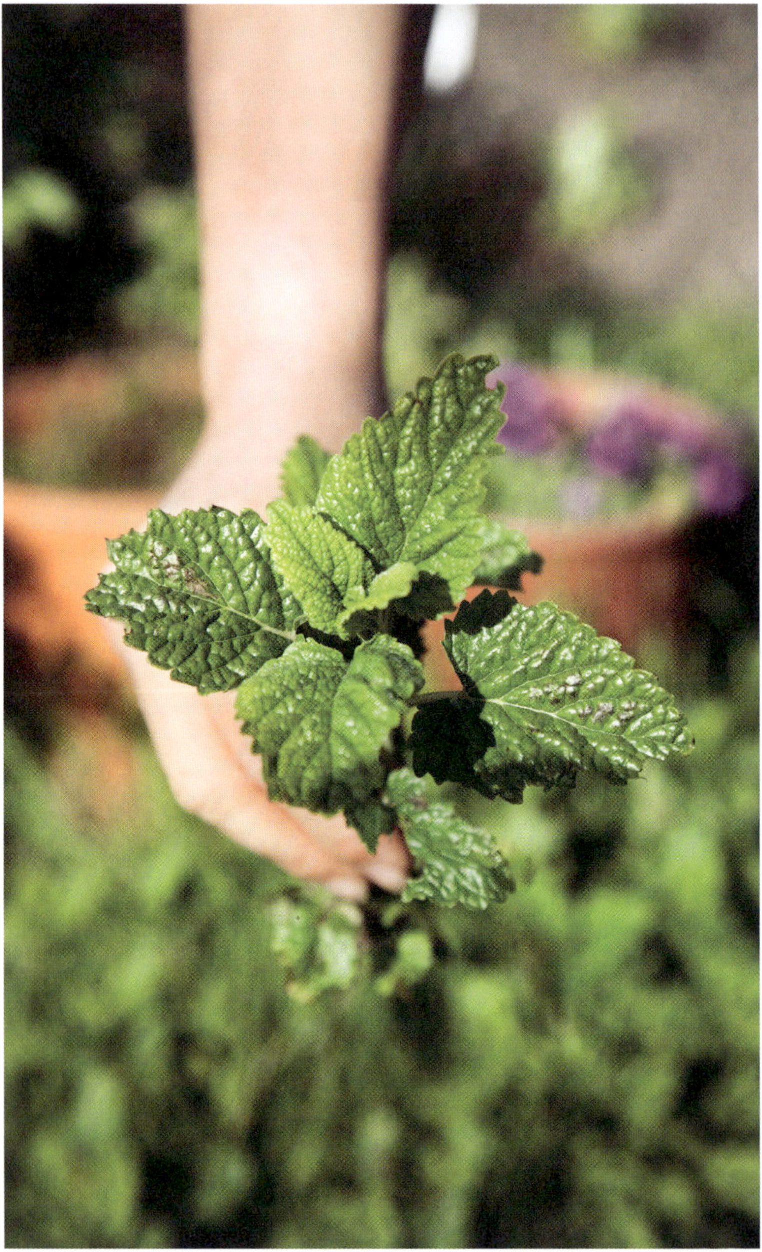

TAG 5

Freitag

Melisse

Freitag steht ganz im Zeichen der Venus. Der Liebesplanet symbolisiert Leidenschaft, Liebe und Schönheit und verkörpert Weiblichkeit. Du kannst die heutigen Venus-Energien nutzen, um es dir gut gehen zu lassen, um dir eine Massage zu gönnen oder einen Spaziergang in der Natur zu machen.

Tag der Venus: Selfcare und Selbstliebe

Venus steht für Selbstliebe, Schönheit und Leidenschaft. Auch diesem Planeten unterstehen zahlreiche Kräuter. Hierbei handelt es sich vor allem um Pflanzen, die Lebensfreude, Lust und Liebe entfachen. Es sind Pflanzen, die eine sanfte, milde und wohlwollende Wirkung besitzen. Sie zeichnen sich durch ansehnliche Blüten und runde harmonische Formen aus, besitzen sinnliche Aromen und oftmals auch schmackhafte Früchte. Auch die Melisse ist hier einzuordnen, vor allem aufgrund ihres sanften Wesens und angenehmen zitronigen Aromas.

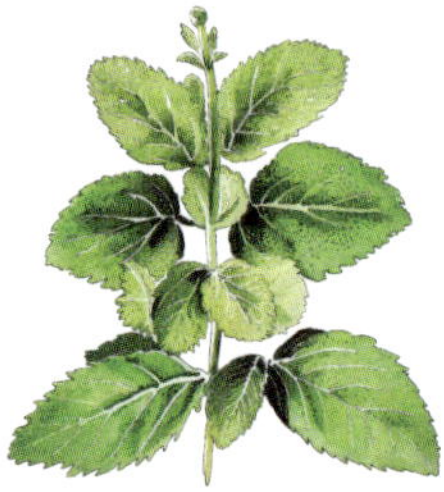

Sie ist auch als Zitronenmelisse bekannt.

Die sanfte Kraft der Venus-Pflanze

Die Melisse *(Melissa officinalis)* ist eine Pflanze, die Ruhe, Ausgeglichenheit und Sanftheit ausstrahlt. Sie ist eine Pflanze, die dir Geborgenheit, Harmonie und Ruhe schenkt. Du kannst sie als deine pflanzliche Begleiterin durch den Alltag sehen. Sie eignet sich besonders für Menschen mit großem Harmoniebedürfnis, insbesondere, wenn dieses Bedürfnis gestört ist und es zu physischen Beschwerden wie Unruhe, Schlaflosigkeit und Magen-Darm-Problemen kommt. Melisse hilft dir auch dabei, achtsam und wertschätzend mit dir selbst und anderen umzugehen. Als natürliches Aphrodisiakum unterstützt sie Liebe und Sexualität in der Partnerschaft und entfacht sanft neues Liebesfeuer.

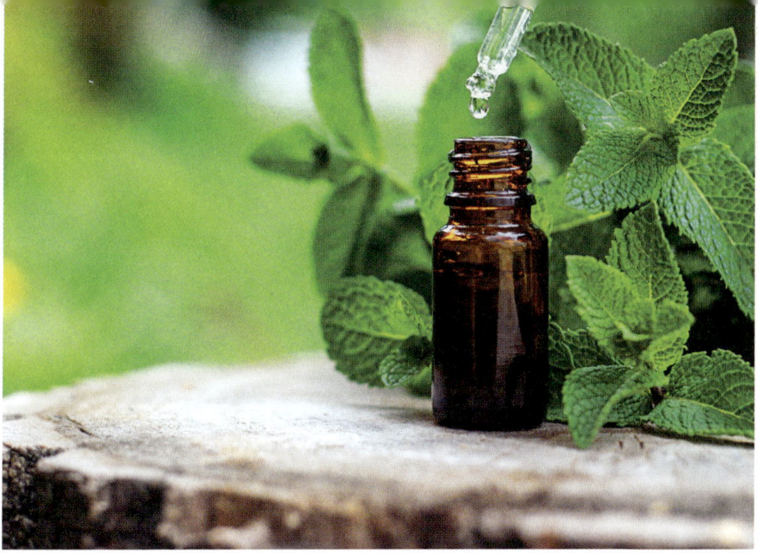

In der Klostermedizin wurde sie vielfältig genutzt und war immer Bestandteil von Lebenselixieren.

Für deine Gesundheit

Die wohlduftende Venus-Pflanze Melisse ist bekannt für ihre nervenberuhigende, aufheiternde, stresslösende und stimmungsaufhellende Wirkung. Daran beteiligt sind maßgeblich die enthaltenen ätherischen Öle, die für den Duft der Pflanze verantwortlich sind. Du kannst die Pflanze für dich nutzen, wenn sich Stress und Hektik negativ auf Körper und Seele auswirken. Sie lindert stressbedingte Beschwerden wie Schlafstörungen, depressive Verstimmung, Kopfschmerzen oder nervöse Magen-Darm-Beschwerden. Sie kann dir dabei helfen, von Ängsten Abstand zu nehmen, und schenkt dir Ruhe und Ausgeglichenheit. Neuere Studien zeigen sogar positive Auswirkungen auf das Gedächtnis, weshalb Melisse bei Konzentrationsschwäche hilfreich sein kann. Daneben besitzt Melisse eine hautberuhigende, entzündungshemmende und antivirale Wirkung, die vor allem bei Lippenherpes geschätzt wird.

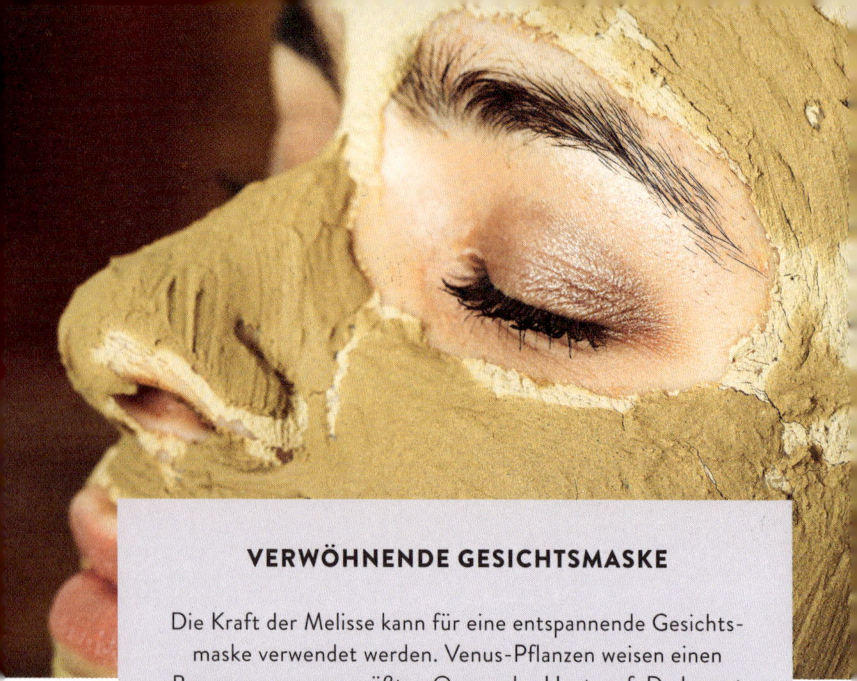

VERWÖHNENDE GESICHTSMASKE

Die Kraft der Melisse kann für eine entspannende Gesichtsmaske verwendet werden. Venus-Pflanzen weisen einen Bezug zu unserem größten Organ, der Haut, auf. Du kannst dadurch von ihren sanften, beruhigenden und ausgleichenden Wirkungsweisen Nutzen ziehen, sowohl auf seelischer als auch auf körperlicher Ebene.

Nimm dir Zeit für dich allein. Verwöhne dich und lasse es dir gut gehen. Du kannst während der Gesichtsbehandlung Ruhe und Stille genießen oder aber auch eine Atemübung durchführen, um dich vom stressigen Arbeitsalltag bestmöglich zu erholen.

---

1 Handvoll getrocknete Melissenblätter
2 EL Heilerde
2 EL Wasser

Zubereitung und Anwendung: Die getrockneten Melissenblätter werden vorweg in einem Mörser zu Pulver verarbeitet. Dieses rührst du mit Heilerde und Wasser zu einer breiigen Masse an. Die Masse auf die angefeuchtete Gesichtshaut

sowie aufs Dekolleté auftragen. Lasse die Gesichtsmaske nun 7 Minuten ziehen. Nutze die Zeit, um es dir gemütlich zu machen. Wenn du das Bedürfnis nach einer Übung hast, dann konzentriere dich nun auf deinen Atemrhythmus. Schließe deine Augen, atme tief ein, sodass sich die Lungen vollkommen mit Luft füllen, halte sie für 3 Sekunden an und atme wieder vollständig aus. Diese gezielte Regulierung des Atemrhythmus ist eine wertvolle Methode zur Stressreduktion. Wiederhole diese Übung, so oft es sich für dich in diesem Moment passend anfühlt.
Diese Anwendung lässt sich ganz einfach in den Alltag integrieren. Du nimmst dir dadurch bewusst Zeit und Abstand vom Alltag und verwöhnst dich und deine Haut, die bekanntlich auch als Spiegel deiner Seele gilt.

Brief an dich

Selbstliebe und Selfcare sind die dominierenden Prinzipien des heutigen Freitags. Nutze die vorherrschenden Energien, um einen Brief an dich selbst zu schreiben.
Dafür benötigst du zunächst eine Aromalampe mit ätherischem Melissenöl: Für einen kleinen Raum reichen 1–2 Tropfen. Der feine Duft, der entströmt, vermittelt dir wohlige Wärme, Verbundenheit und Liebe. Der Duft der Pflanze beruhigt das Gemüt und öffnet den Geist für die anstehende Aufgabe.
Die heutige Methode gibt dir die Möglichkeit, mit dir selbst in Verbindung zu treten, schafft das Bewusstsein, dich und deine Bedürfnisse ernst zu nehmen, und ermöglicht es dir, über Selbstwert

und Selbstliebe zu reflektieren. Du schreibst dir heute eine Art Liebesbrief. Am Anfang ist es noch recht ungewohnt, sich selbst zu schreiben, je öfter diese Übung durchgeführt wird, desto leichter wird es dir aber fallen. Höre auf deine innere Stimme und schreibe alles nieder, was dir einfällt. Schreibe alle positiven Eigenschaften, Gefühle, Verhaltensweisen auf. Nimm darauf Bezug, was du an dir liebst, wofür du dankbar bist und worauf du besonders stolz bist.

Am meisten Kraft steckt in den Blättern der Pflanze. Sie werden am besten vor der Blüte geerntet und verarbeitet.

Nachdem du deinen Brief geschrieben hast, bewahrst du ihn an einem für dich besonderen Ort auf. Öffne den Brief an Tagen, an denen du mit dir im Unreinen bist, du in deinem Selbstwert verunsichert wurdest und mit deiner Selbstliebe zu kämpfen hast. Durch diese Methode stärkst du die Beziehung zu dir selbst, wirst selbstbewusster und selbstsicherer.

DEINE *Freitags*-AFFIRMATION

Eine weitere Möglichkeit für Selfcare besteht darin, die heutige Kräuterkraft für eine Affirmation zu nutzen und eine tiefe Verbindung mit der Pflanze einzugehen. Nimm dir dazu einen kleinen Melissenzweig und halte ihn auf Bauchhöhe in den Handflächen. Du kannst die zarten Aromen wahrnehmen und fühlst, wie sich die Blätter samt Stängel in deinen Handflächen anfühlen. Atme tief ein und wieder aus. Du bist bereit für deine heutige Affirmation.

Ich nehme mich an, wie ich bin.

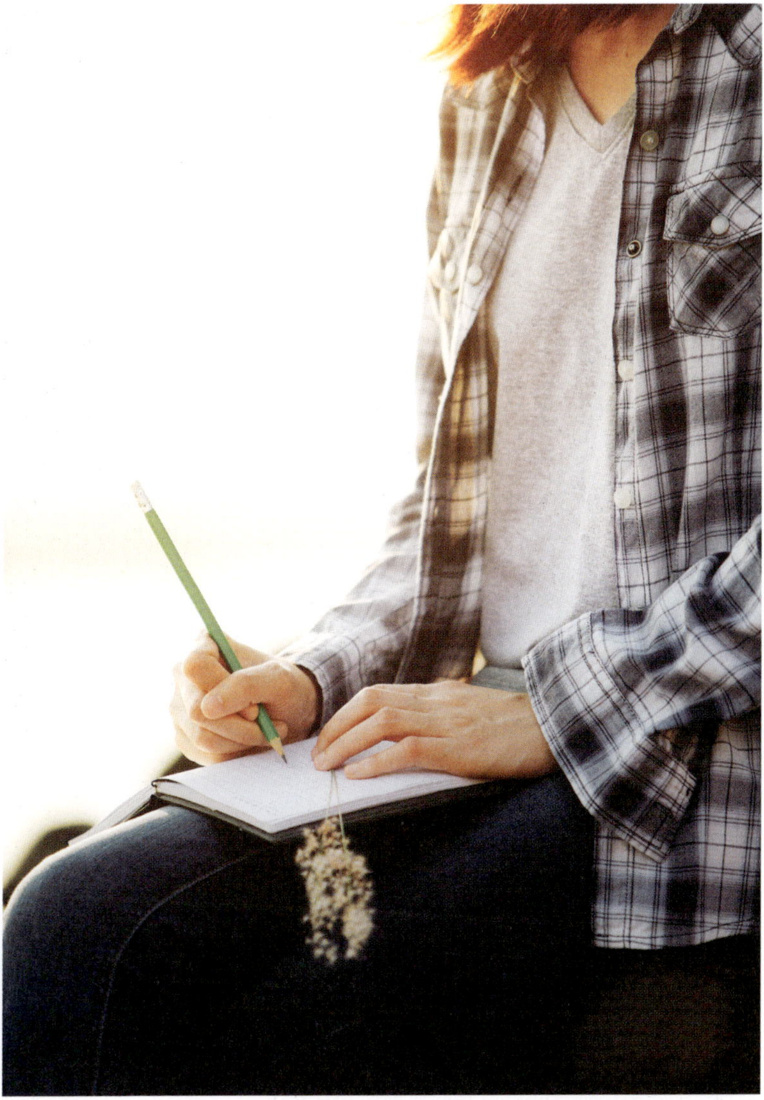

Nimm dir 7 Minuten volle Aufmerksamkeit. Sich selbst Zeit zu schenken, gibt die Möglichkeit, sich selbst zu spüren.

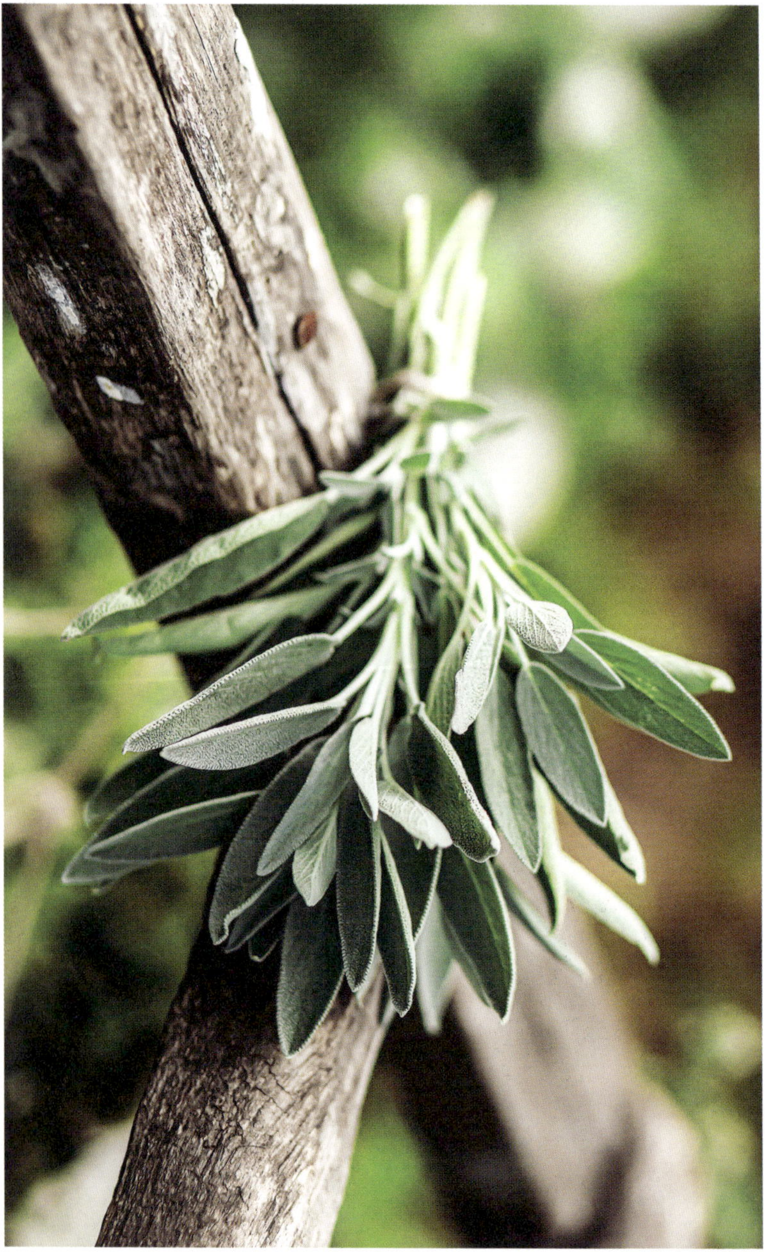

TAG 6

Samstag

Salbei

Im Mittelpunkt des heutigen Tages steht ein bekanntes mediterranes Küchenkraut: der Salbei. Er ist eine Pflanze des Saturns, welcher über den Samstag regiert. Salbei ist deshalb für den Samstag so passend, weil er Motivation und Disziplin schenkt und die Geister belebt. Perfekt, um nach der anstrengenden Arbeitswoche zu neuer Energie für Erledigungen und Unternehmungen zu kommen.

Tag des Saturns: Ordnung und Struktur

Saturn steht für Ordnung, Struktur, Verantwortung und Disziplin, setzt klare Grenzen und strenge Regeln. Er ist der Spiegel unseres Lebens und zeigt uns Konsequenzen unseres Lebenswandels auf. Er zielt darauf ab, Eigenverantwortung für das Leben zu übernehmen und für die eigenen Taten einzustehen. Ein Planet, der die Sicht nicht nur auf Positives legt, sondern dazu anregt, genauer hinzusehen.

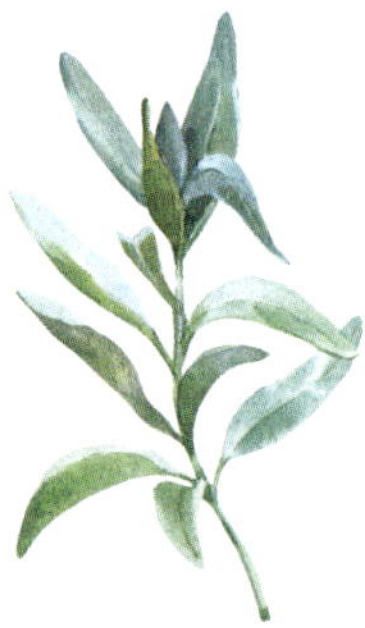
Die immergrüne Gewürz- und Heilpflanze

Saturn gilt auch als „Hüter der Schwelle“, als Übergang zur Anderswelt, weshalb ihm zahlreiche psychoaktive Pflanzen unterstehen. Neben Giftpflanzen zählen sowohl herbe, bitter schmeckende als auch immergrüne Pflanzen dazu. Sie besitzen oft mineralisierende, knochenbildende und belebende Wirkungen. Eine Pflanze, die hier dazugehört, ist Salbei. Er ist aufgrund der pelzigen, graugrünlichen Blätter sowie seiner Wirkungen neben anderen Planeten auch dem Saturn zuzuordnen.

Kraftpflanze für dein seelisches Wohlbefinden

Salbei ist ein bekanntes mediterranes Kraut, das in zahlreiche Gärten und Küchen Einzug gehalten hat. Salbei kann nicht nur kulinarisch, sondern auch für Körper und Geist verwendet werden. Du kannst die Kraft der Pflanze auf seelischer Ebene nutzen, wenn

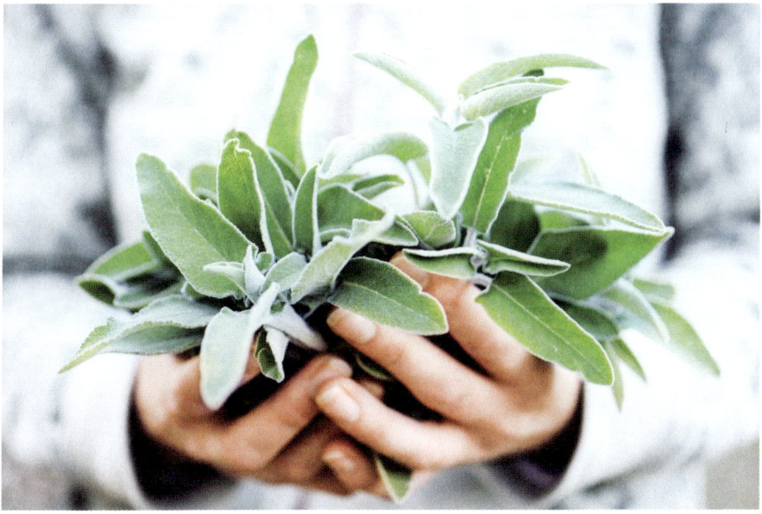

Aufgrund seiner großartigen Wirksamkeit wird Salbei seit Jahrhunderten hochgeschätzt.

dich Schuldgefühle plagen oder du unkonzentriert bist. Salbei unterstützt dich in Phasen der Neuorientierung dabei, auf den richtigen Weg zu finden. Er erleichtert dir das Einlassenkönnen auf neue Situationen, nimmt dir die Angst vor Veränderung und hilft dir, mit deinen Emotionen und Gefühlen in Einklang zu kommen. Er schenkt Durchhaltevermögen, auch wenn der Weg noch so weit und mühsam erscheint.

Salbei lässt sich auch gut in Töpfen ziehen. Am besten gedeiht er an warmen und sonnigen Orten.

Salbei ist zudem als Kraftpflanze für ältere Menschen bekannt. Aber auch junge Leute können von ihm profitieren. Vor allem Menschen, die sich beruflich sehr verausgaben müssen und oft unter Energiemangel und Kraftlosigkeit leiden, können die Kraft dieser Pflanze nutzen. Salbei schenkt hier eine Besserung des Allgemeinbefindens und bringt neue Energie.

Für deine Gesundheit

Die botanische Bezeichnung des Salbeis *(Salvia officinalis)* kann vom lateinischen „salvere“ abgeleitet werden, was so viel wie „heilen“ bedeutet, weshalb er seit jeher als Allesheiler bekannt ist. Seit der Antike zählt er zu den hochgeschätzten Heilkräutern. So wurde bereits im 11. Jahrhundert sinngemäß behauptet: „Warum soll der Mensch sterben, dem Salbei im Garten wächst?“
Salbei besitzt zahlreiche Pflanzenwirkstoffe wie entzündungshemmende Gerbstoffe, verdauungsanregende Bitterstoffe und antibakteriell wirkende ätherische Öle.
Er ist ein beliebtes Gurgelmittel bei Mund-, Hals- und Rachenentzündungen. Er wird geschätzt als immununterstützendes Mittel bei Erkältungen sowie Infekten und kommt bei Verdauungsstörungen, Blähungen und Durchfall zum Einsatz.
Ihm konnte auch eine schweißhemmende Wirkung nachgewiesen werden. Er lindert Nachtschweiß sowie die verstärkte Schweißbildung in Pubertät oder Wechseljahren. Dafür wird lauwarm getrunkener Salbeitee empfohlen. Auch in der Frauenheilkunde erfreut sich Salbei großer Beliebtheit. Seine entzündungshemmenden und antibakteriellen Wirkungen werden für Sitzbäder bei Scheidenpilz genutzt. Zudem kann Salbei auch das Abstillen erleichtern, denn er hemmt die Milchbildung.
Auf psychischer Ebene ist er als belebende, aktivierende und motivationsschenkende Pflanze bekannt, die zu mehr Konzentration und Durchblick verhilft.

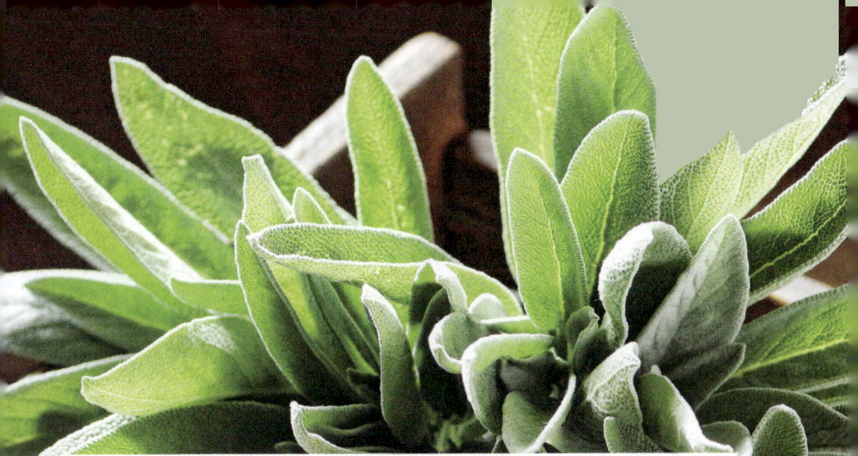

BELEBENDER SALBEI-ESSIG

Um seine belebenden, aktivierenden und stärkenden Potenziale optimal zu nutzen, bietet sich die Zubereitung eines Essig-Auszugs an. Kräuterauszüge auf Essigbasis wirken generell vitalisierend, aktivierend und energetisierend.

---

250 ml naturtrüber Bio-Apfelessig
2 Handvoll frische Salbeiblätter

Zubereitung und Anwendung: Stelle dir alle Zutaten bereit. Hacke die Salbeiblätter und zerstoße sie am besten im Mörser zu Brei. Wenn du keinen besitzt, reicht es, wenn du die Blätter so klein wie möglich hackst. Fülle die Blätter in ein Bügelglas und übergieße sie mit Essig. Den Ansatz lässt du nun dunkel und luftdicht verschlossen für 2 Wochen ziehen. Danach kannst du den Inhalt über ein Sieb abseihen und in ein sauberes Fläschchen füllen.
Verwende den Pflanzenauszug, wenn du energielos, niedergeschlagen und motivationslos bist. Nimm dazu ½ TL des Essigs und verdünne diesen mit einem Glas Wasser. Regelmäßig getrunken bringt er dir genannte Energien. Du kannst den Essig auch kulinarisch nutzen und ihn beispielsweise für Salatdressings verwenden.

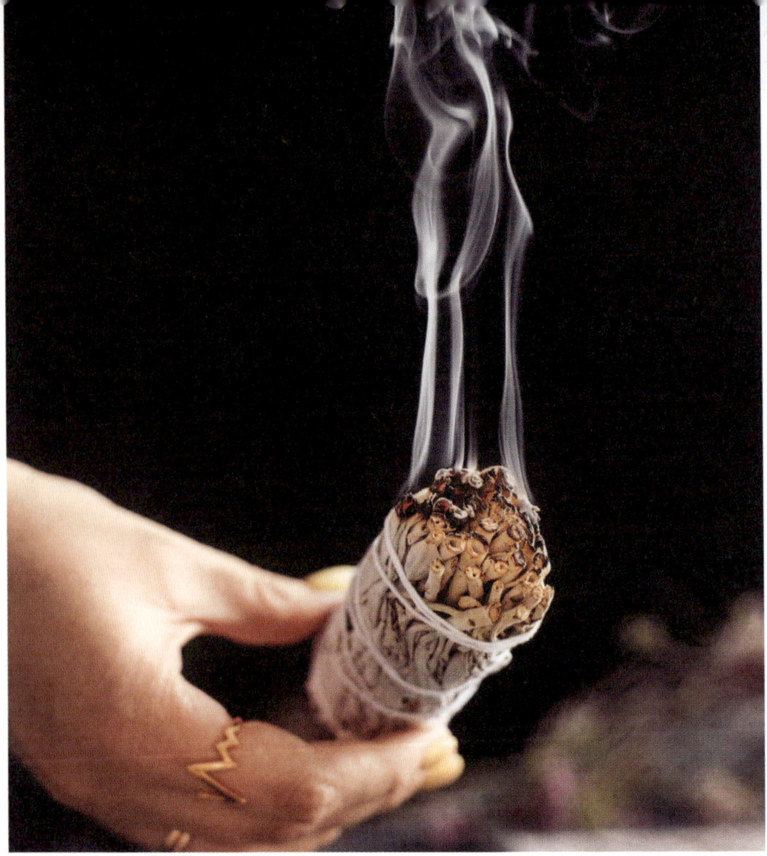

Für Räucherungen ist Salbei eine der wichtigsten Reinigungspflanzen.

Gedanken ordnen

Räuchern zählt zu den ältesten heilkundlichen Methoden der Menschheitsgeschichte. Gerade Saturn-Pflanzen wurden seit jeher von Schamanen in Räucherungen für die Jenseitsreise verwendet. Zwar besitzt Salbei keine halluzinogenen Wirkungen, dennoch wirkt er als pflanzlicher Unterstützer, wenn es um Veränderungen,

Neuorientierung und Umsetzung von Ideen geht. Er hilft dir, in Phasen der Veränderung einen klaren Blick zu behalten und Unbewusstes ins Bewusstsein zu holen. Er bringt dir Leichtigkeit ins Denken. Der Salbei zählt zudem zu den wichtigsten Räucherpflanzen. Räucherungen mit dieser Pflanze harmonisieren negative Raumenergien und bringen Körper, Geist und Seele in Einklang.

Nutze diese Energien in Form einer kleinen Räucherzeremonie. Es gibt unterschiedliche Räuchermethoden. Die einfachste ist die Verwendung eines Räucherstövchens. Es bietet dir die Möglichkeit, Kräuter sanft zu verglimmen und ein angenehmes Aroma zu erzeugen.

Suche dir einen ruhigen Platz, mache es dir bequem, zünde das Teelicht des Stövchens an und lege den getrockneten Salbei auf das Räuchersieb. Du kannst innerhalb kürzester Zeit ein zartes Aroma wahrnehmen und einen feinen Rauch aufsteigen sehen. Nimm dir Stift und Zettel und notiere dir nun deine Träume und Wünsche. Wenn du möchtest, kannst du dich an diesen Fragen orientieren:

- Wohin möchte ich mich entwickeln?
- Was erwarte ich mir von der Zukunft?
- Was sind meine Ziele?

Um die Übung abzuschließen, bedanke dich bei dir und der Pflanze und lösche das Teelicht.

DEINE *Samstags*-AFFIRMATION

Salbei schafft Struktur, Ausdauer und Klarheit. Nutze diese Energien für die heutige Affirmation:

Ich bin klar und strukturiert!

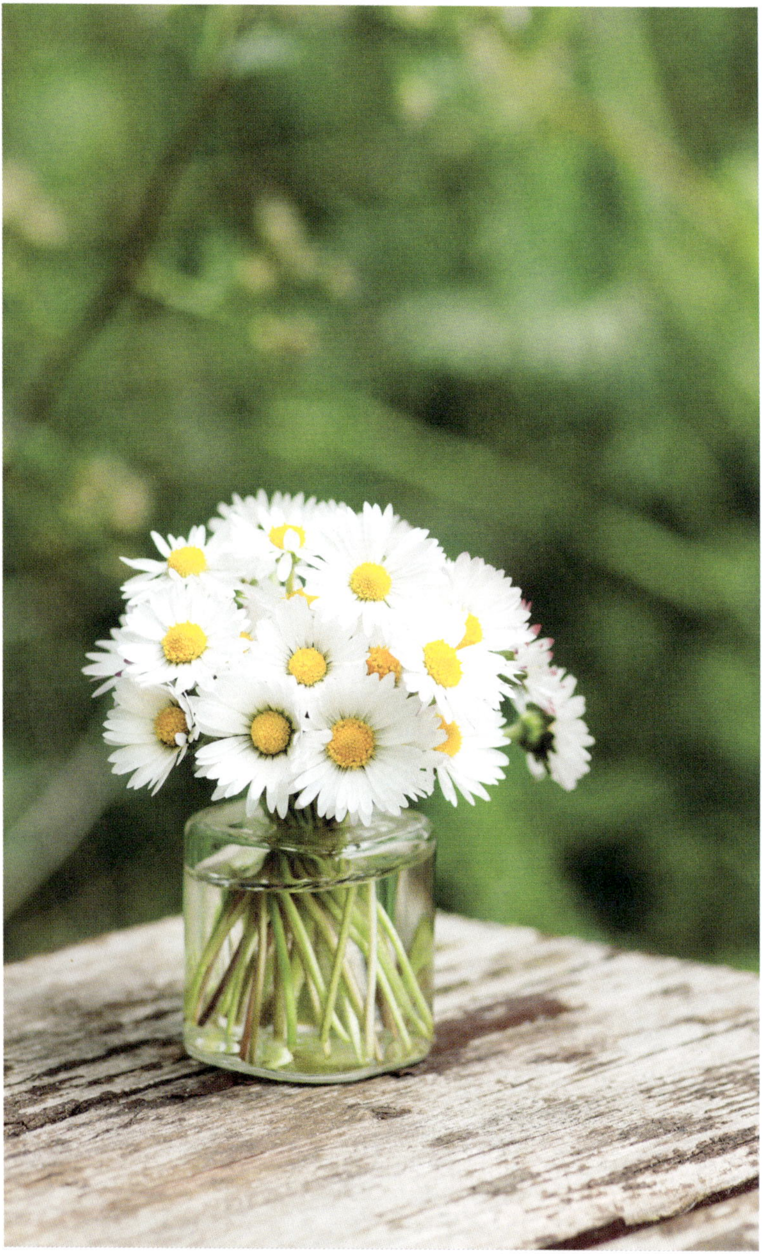

TAG 7

Sonntag

Gänseblümchen

Welches Kind erkennt es nicht, das Gänseblümchen? Es zählt wohl zu den bekanntesten Pflanzen. Kinder fühlen sich wie magisch davon angezogen. Nicht nur Kinder, sondern auch Erwachsene erfreuen sich nach der kalten Jahreszeit am Anblick der ersten Gänseblümchenblüten.

Tag der Sonne: Kraft und Energie

Sobald sich die ersten Gänseblümchen zeigen, wissen wir, dass der Frühling vor der Tür steht. Die Tage werden wieder spürbar länger, und die Natur beginnt langsam zu ergrünen.
Wie kleine Sonnen bedecken die Blümchen die Frühlingswiesen. Hier zeigt sich auch der Planetenbezug: Das Gänseblümchen ist eine Sonnen-Pflanze und somit der Sonne zuzuordnen. Das zarte Pflänzchen strahlt Wärme und Freundlichkeit aus und sucht dauerhaft die Verbindung zur Sonne. Es ist immer bemüht, seine Blütenköpfe in Richtung Sonne auszurichten. Nur an trüben Tagen bleiben die kleinen Blütenkörbe verschlossen.
Die Sonne ist das zentrale Gestirn. Von der Sonne hängt unser Dasein ab, denn sie ermöglicht alles Leben auf der Erde. Ihrer Mächtigkeit waren sich Menschen schon immer bewusst. Sie ist Lebensspenderin, ihre Energie versorgt uns mit Vitamin D, schenkt uns Lebensfreude, Fröhlichkeit, vertreibt depressive Verstimmung, entledigt uns negativer Gedanken und schenkt Frohmut.

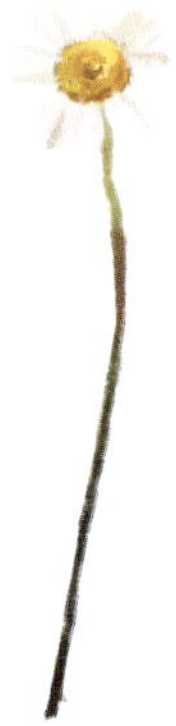

Kleine Pflanze mit großer Wirkung

Seelentröster

Das Gänseblümchen *(Bellis perennis)* ist eine Pflanze der Beständigkeit und Widerstandskraft. Ihr zartes Aussehen täuscht, denn sie ist eine wahre Überlebenskünstlerin und ein richtiges Stehaufmännchen. Wenn sie niedergetrampelt wird, richtet sie kurze Zeit

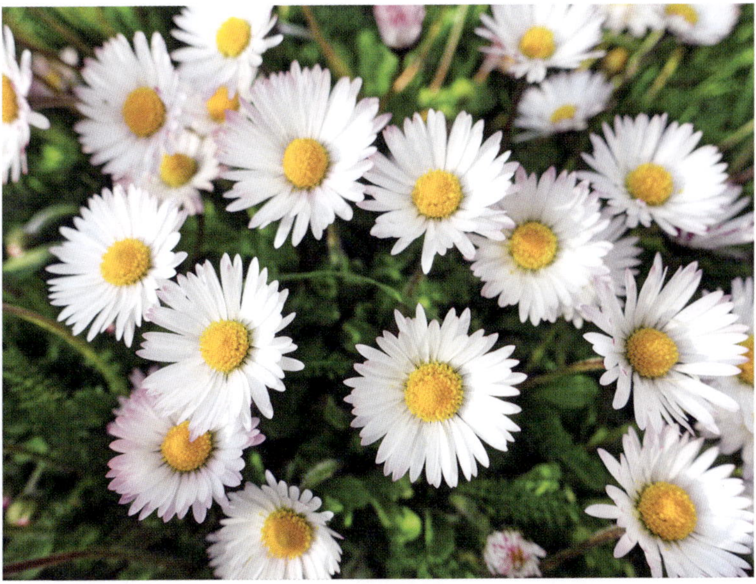

Beschenke dich mit orangefarbenen Blumen, um deinem Sakralchakra etwas Gutes zu tun.

später ihr Köpfchen wieder auf und streckt es der Sonne entgegen. Auch klirrende Kälte und Dürreperioden kann es überdauern. Aus dieser außerordentlichen Überlebenskraft können auch wir Menschen Nutzen ziehen.

Das Pflänzchen zeigt dir den Weg zu deinem inneren Kind. Es ist auf Reinheit und Unschuld gerichtet und schenkt Widerstandsfähigkeit, Beständigkeit und Kraft. Das Gänseblümchen unterstützt bei allen körperlichen und seelischen Verletzungen, vor allem dann, wenn sie durch Gewalt hervorgerufen wurden. Es hilft dir, wenn du dich ungerecht behandelt fühlst und sich diese Gefühle negativ auf deinen Körper auswirken. Verletzungen am Körper, die auch Verletzungen in der Seele wie Trauma und Schock hinterlassen, können mit diesem Pflänzchen gelindert werden.

Für deine Gesundheit

Neben der seelischen Ebene besitzt das Gänseblümchen auch eine Reihe an positiven Wirkungsweisen auf deinen Organismus. Das Gänseblümchen enthält schleimlösende Saponine, wundheilende Gerbstoffe, antioxidative Flavonoide und einiges mehr. Nicht umsonst kommt es heilkundlich sehr vielfältig zur Anwendung. Das „Arnika der Wiesen“, wie es auch bezeichnet wird, besitzt leichte schmerzstillende und wundheilende Eigenschaften, die du bei kleineren Verletzungen, Schürfwunden oder Blutergüssen in Form von Umschlägen aus Pflanzenbrei nutzen kannst. Teeaufgüsse aus den frischen oder getrockneten Blütenköpfen bringen Linderung bei Husten und anderen Atemwegsbeschwerden. Sie werden auch gerne mit anderen Hustenkräutern wie Thymian oder Spitzwegerich kombiniert. Außerdem ist das Gänseblümchen eine Hautheilpflanze. Es regt den Hautstoffwechsel an und ist der perfekte Unterstützer bei Hautunreinheiten.

Das Gänseblümchen ist ein ausgezeichneter Nährstofflieferant, denn die Blütenköpfe enthalten zahlreiche Vitamine und Mineralstoffe.

DEINE *Sonntags*-AFFIRMATION

Diese Energien der Sonne kannst du für deine heutige Affirmation nutzen. Der Glaubenssatz stärkt dein seelisches Wohlbefinden und holt die unendliche Kraft der Sonne in deinen Körper.

Die Kraft der Sonne scheint in mir.

MEDITATIVE SALZVERREIBUNG

Eine schöne Möglichkeit, die Kraft der Pflanze nutzbar zu machen und in Verbindung mit der Pflanze zu gehen, ist die meditative Salzverreibung. Bei dieser Verarbeitungsform verbinden wir zwei zentrale Elemente des Lebens miteinander: Salz und Sonne. Salz ist ein uraltes Heilmittel, das ein stärkendes Potenzial für Körper und Psyche besitzt.

---

50 g Natursalz
1 Handvoll frische oder getrocknete Gänseblümchen

Zubereitung: Für deine meditative Salzverreibung holst du dir am besten frische Gänseblümchen. Solltest du keinen Zugang zu frischen Gänseblümchen haben, kannst du auch getrocknete aus der Apotheke verwenden.
Gib die Zutaten in den Steinmörser und verreibe die Pflanzenteile im Uhrzeigersinn. Bedanke dich bei den verarbeiteten Naturmaterialien und schenke ihnen deine volle Aufmerksamkeit. Fokussiere deine Gedanken auf Positives. Verreibe die Zutaten so lange, bis keine Pflanzenteile mehr sichtbar sind. Fülle die fertige Salzmischung in ein luftdicht verschließbares Glas und lagere sie dunkel, so ist sie für mindestens ein Jahr haltbar.

Anwendung: Du kannst das Gänseblümchen-Salz verwenden, indem du eine kleine Prise in einem großen Wasserkrug auflöst und dieses Wasser über den Tag verteilt trinkst. Das Gänseblümchen begleitet dich so durch den Tag, schenkt dir Fröhlichkeit, Energie und Widerstandsfähigkeit in herausfordernden Situationen. Natürlich kann das Salz auch zum Würzen von Speisen verwendet werden.

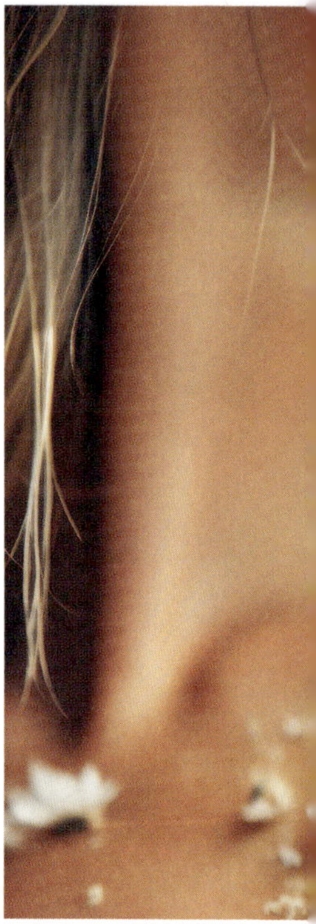

Pflanzenbegegnung

Die Gänseblümchen-Meditation eignet sich besonders als Morgenroutine. Sie lässt dich gelassen und geerdet in den Tag starten und verleiht dir Frohsinn und gute Laune.

Schenke dir in den nächsten Minuten deine vollkommene Aufmerksamkeit. Finde einen ruhigen Ort und nimm dort eine angenehme Position ein. Beobachte, was sich für dich gut anfühlt.

Atme nun tief ein, ziehe gleichzeitig die Schultern hoch, atme aus und lasse die Schultern fallen. Atme noch einmal tief ein, ziehe dein Schultern wieder in Richtung Ohren und lasse sie mit der Ausatmung locker nach unten fallen. Schließe deine Augen, spüre den Kontakt zum Boden und erde dich. Sitze aufrecht und stelle dir vor, wie dein Scheitel nach oben Richtung Sonne wandern will. Lasse deine Gesichtsmuskulatur locker werden, entspanne voll und ganz. Gehe nun in Verbindung mit dem Gänseblümchen. Begegne der Pflanze auf einer anderen Ebene und blicke durch dein inneres Auge auf die kleine Pflanze. Betrachte sie genau. Nimm ihre Gestalt wahr, entdecke ihre zahlreichen weißen Zungenblüten und ihre wunderschön gelb leuchtenden Röhrenblüten. Spüre die Blüten zwischen deinen Fingern und mache dir bewusst, was du spürst. Streife nun über ihren langen, dünnen Stängel und erspüre die feinen Härchen, die sich darauf befinden. Streiche den Stängel entlang bis zum Erdboden. Dort entdeckst du

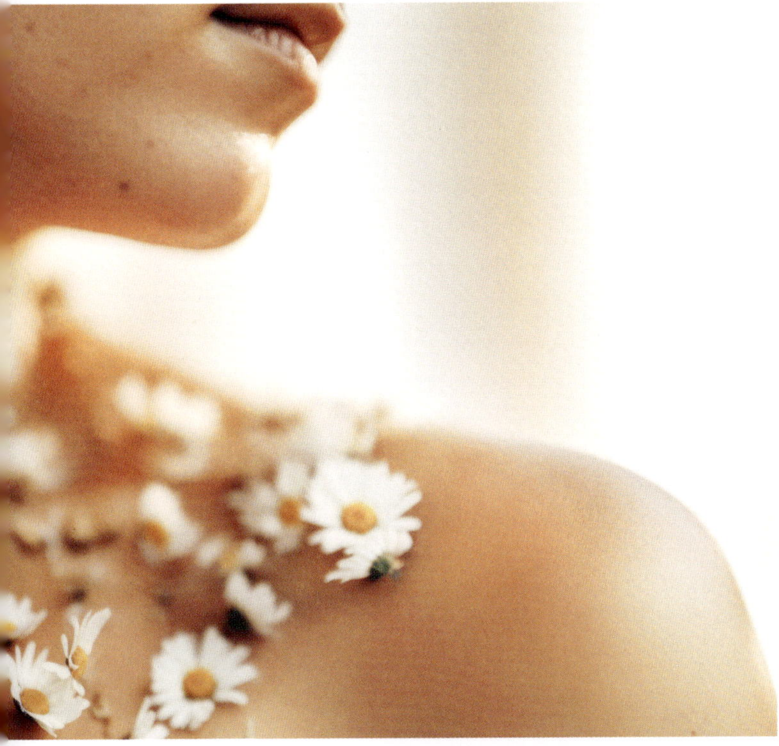

Mit Hilfe von Meditationen können wir mit den Pflanzenwesen in Verbindung treten.

ihre grün-glänzende Blattrosette. Fühle ihre fleischigen, kleinen Blätter, die rings um den Stängel bodennah wachsen. Verweile noch eine kurze Zeit beim Gänseblümchen. Gerne kannst du ihm von deinen Erlebnissen der vergangenen Woche erzählen, bevor du dich von ihm verabschiedest. Atme nun tief durch die Nase ein und kräftig durch den Mund aus. Spüre noch ein paar Minuten nach. Strecke dich und öffne deine Augen, wenn du so weit bist. Du kannst nun mit der Kraft des Gänseblümchens in den Tag starten.

Danke

Ich möchte mich an dieser Stelle bei allen bedanken, die mich bei der Entstehung des Buchs unterstützt haben. Ein großes Dankeschön geht an alle Mitarbeiter:innen des nymphenburger und Kosmos Verlags, die mir mit Rat und Tat zur Seite standen. Des Weiteren möchte ich einen Dank an das Lektorat für die effiziente und professionelle Zusammenarbeit aussprechen. Für die großartige Unterstützung bei all meinen Projekten und Vorhaben bedanke ich mich auch bei meinem Partner, meiner Familie und all meinen Freunden.

BILDNACHWEIS

Mit 27 Farbfotos und 7 Illustrationen von Adobe Stock: M. Schuppich (S. 6), NatashaKun (S. 8), Manu Reyes (S. 9), victoria p. (S. 11), alfa27 (S. 11), Annie (S. 14), annarepp (S. 16), Sonja Rachbauer (S. 17), Rido (S. 18), Beate (S. 19), jchizhe (S. 20), Tasha Sinchuk (S. 22), zenina (S. 24 und 32), anastasianess (S. 25), Olena Rudo (S. 26 und 59), blende11.photo (S. 30), olyphotostories (S. 34), Kristina Blokhin (S. 36), CC-IMAGES (S. 38), ChaoticDesignStudio (S. 40), yanadjan (S. 41), Racle Fotodesign (S. 42), uinmine (S. 45), Maryna (S. 46), Brelena (S. 48), Olesya (S. 49), teatian (S. 51), Anastasiya Reiter (S. 52), mahey (S. 54), yuslept (S. 56), etfoto (S. 57), semerokozlyat (S. 60)

IMPRESSUM

Umschlaggestaltung von Gramisci Editorial Design, München / Claudia Geffert unter Verwendung von zwei Fotos von Judith Barfuss (Cover und Autorin), 7 Illustrationen und 5 Farbfotos von Adobe Stock (vorne außen: Олеся Серебрянцева, vorne innen: Caterina Trimarchi, Irina und chamillew, letzte Buchseite: RubberHorse)

Mit 32 Farbfotos und 7 Farbzeichnungen.

Unser gesamtes Programm finden Sie unter **kosmos.de/nymphenburger**

MIX
Papier aus verantwortungsvollen Quellen
FSC® C014138

Gedruckt auf chlorfreі gebleichtem Papier

ISBN 978-3-96860-071-0
Bildredaktion und Projektleitung: Ramona Kapp
Redaktion: Magdalena Kieser
Satz: Katrin Kleinschrot, Stuttgart
Produktion: Kim Kanstinger
Druck und Bindung: Finidr, s.r.o., Český Těšín
Printed in The Czech Republic /
Imprimé en République Tchèque

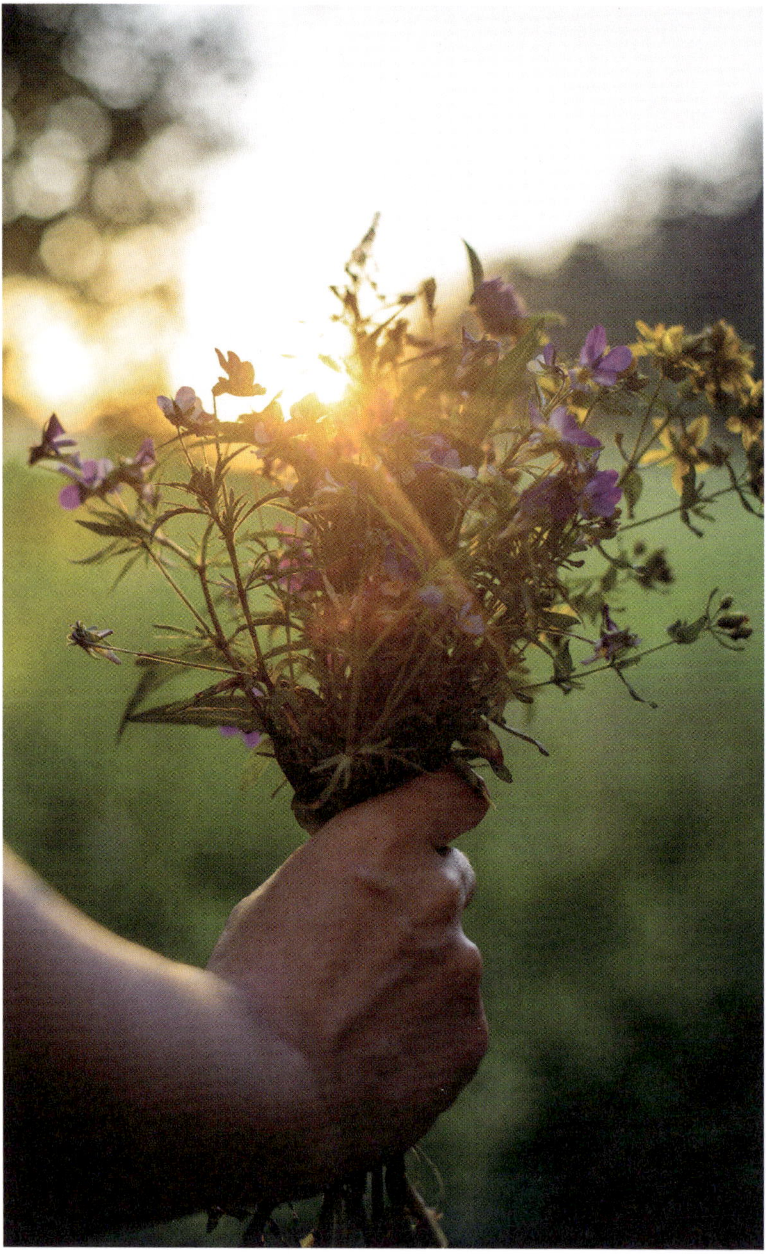